Dr Jean-Claude LACROIX

101 réponses sur l'acupuncture

ou la médecine par l'énergie

Hachette

Collection 101 dirigée chez Hachette par Josette Lyon

Illustrations Maurice Campan

« Nous admettons aujourd'hui que l'acupuncture, bien que née en Chine et appartenant au riche patrimoine médical et pharmacologique de notre pays, soit devenue propriété commune de l'humanité et suscite, en tant que thérapeutique, le plus vif intérêt des chercheurs médicaux du monde entier. »

Citation du docteur Quean Xinzhong,
ministre de la Santé publique de Chine
(bulletin « Santé du monde », de l'O.M.S.
de décembre 1979).

Légendes des planches des pages 8, 9, 10.

EMPLACEMENT APPROXIMATIF DES DOUZE LIGNES DE RÉSONANCE ÉNERGÉTIQUE DU CORPS OU « MÉRIDIENS PRINCIPAUX » ET DES DEUX « VAISSEAUX » D'ÉNERGIE MÉDIANS : ANTÉRIEUR ET POSTÉRIEUR

MÉRIDIEN TAE YANG
— du pied en rapport avec Vessie : V
— de la main en rapport avec Intestin grêle : IG

MÉRIDIEN CHAO YANG
— du pied en rapport avec Vésicule biliaire : VB
— de la main en rapport avec l'élaboration d'énergie d'entretien du corps, dite Fonction Triple Réchauffeur : TR

MÉRIDIEN YANG MING
— du pied en rapport avec Estomac : E
— de la main en rapport avec Gros intestin : GI

MÉRIDIEN TAE INN
— du pied en rapport avec Rate : Rt
— de la main en rapport avec Poumon : P

MÉRIDIEN TSIEUE INN
— du pied en rapport avec Foie : F
— de la main en rapport avec la circulation du Sang, dite Fonction Maître du Cœur : MC

MÉRIDIEN CHAO INN
— du pied en rapport avec Rein : Rn
— de la main en rapport avec Cœur-Mental : C

VAISSEAUX MÉDIANS
— antérieur, dit Vaisseau Conception
— postérieur, dit Vaisseau Gouverneur

8

LIGNES D'ÉNERGIE OU MÉRIDIENS
VUE ANTÉRIEURE

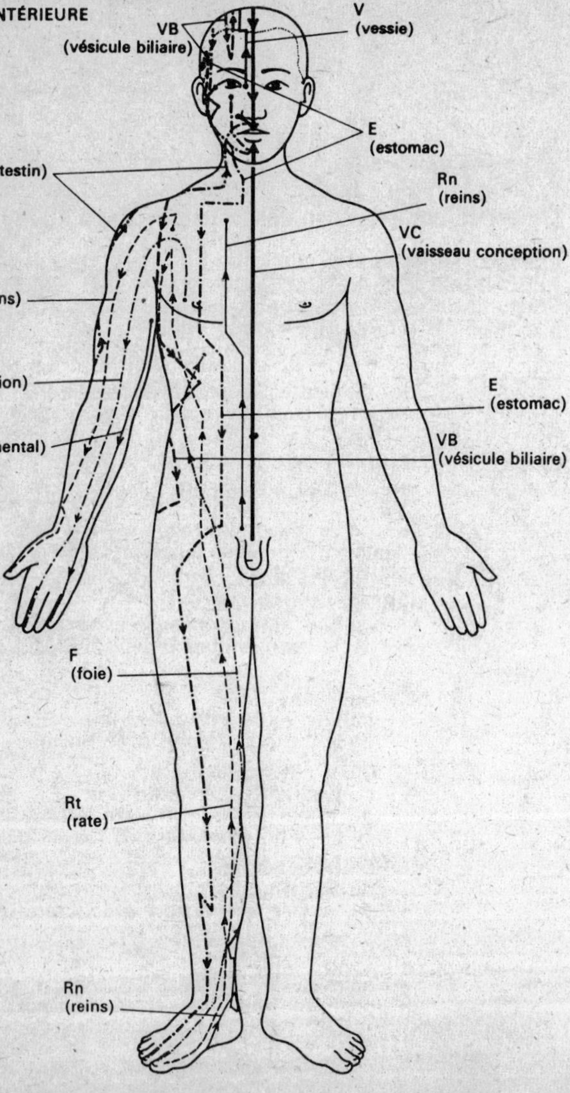

VUE POSTÉRIEURE

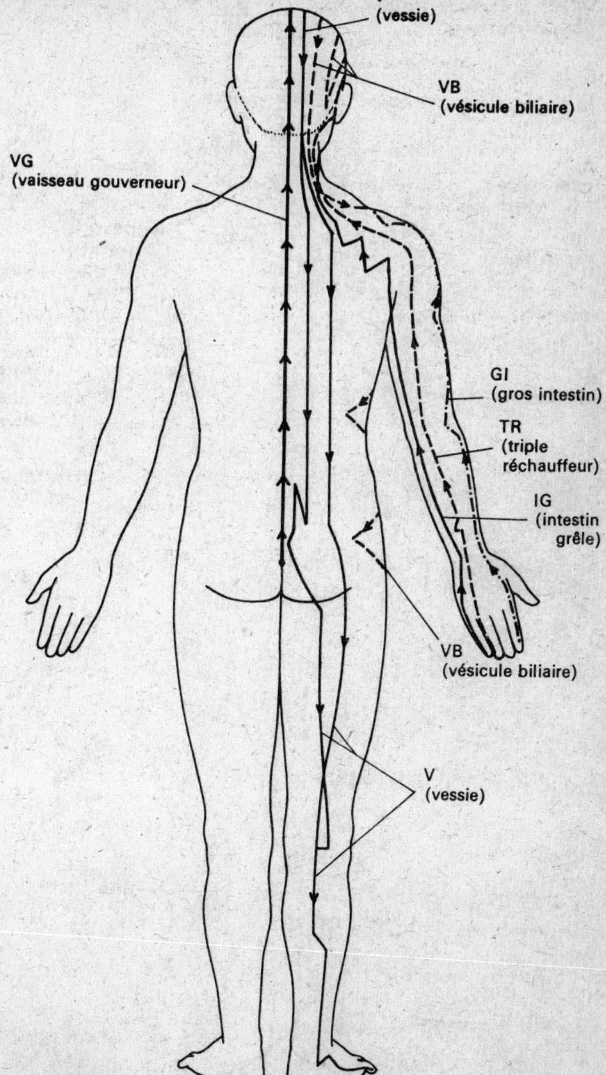

10

PROFIL

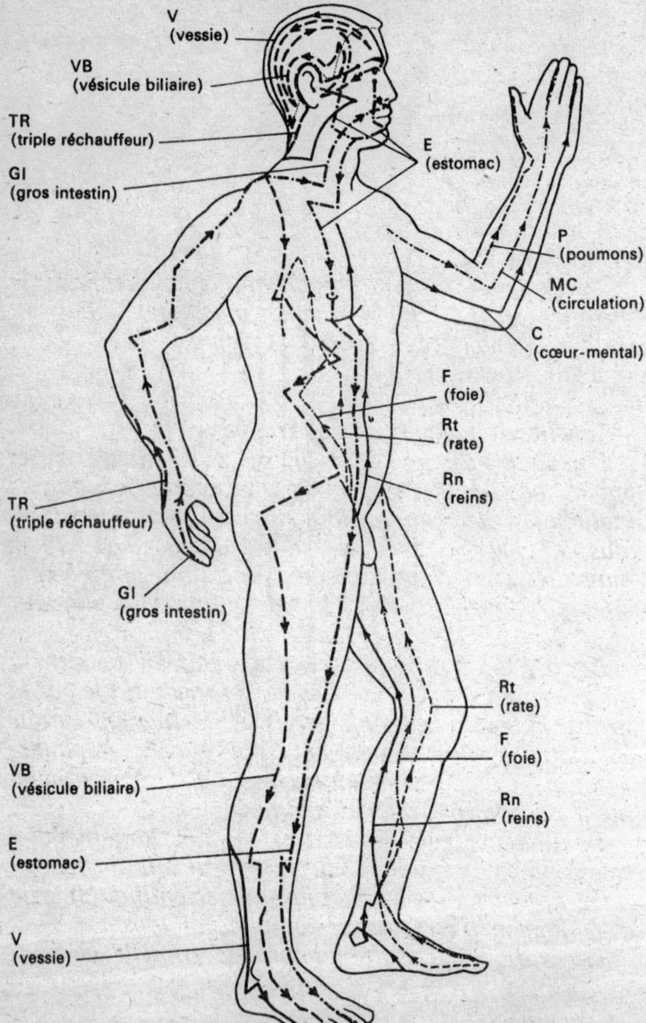
V
(vessie)
VB
(vésicule biliaire)
TR
(triple réchauffeur)
GI
(gros intestin)
E
(estomac)
P
(poumons)
MC
(circulation)
C
(cœur-mental)
F
(foie)
Rt
(rate)
Rn
(reins)
TR
(triple réchauffeur)
GI
(gros intestin)
Rt
(rate)
F
(foie)
Rn
(reins)
VB
(vésicule biliaire)
E
(estomac)
V
(vessie)

Avant-propos

Chaque jour, au centre médical d'acupuncture où je travaille, on me pose les mêmes questions :
— d'où vient l'acupuncture ?
— comment agit-elle ?
— est-ce dangereux ?
— quelles sont les maladies traitées ? etc.

L'acupuncture, en effet, paraît mystérieuse à un public occidental non averti ; mystérieuse, parfois inquiétante. Les explications avancées sont souvent des plus fantaisistes. Pourtant, il ne s'agit là ni d'une magie ni d'un charlatanisme. C'est tout simplement une autre façon d'aborder la vie, l'homme, la maladie, la médecine.

Partant d'un raisonnement différent, on en vient à modifier, à réguler, à harmoniser l'énergie vitale par la simple puncture de points précis du revêtement cutané à l'aide d'aiguilles. Comment ? Pourquoi ?... Répondre à ces questions le plus honnêtement et le plus simplement possible m'a paru important.

La présente édition est une version largement et volontairement expurgée du manuscrit initial (notamment dans les aspects théoriques et scientifiques), cela dans l'espoir d'être mieux compris par tous.

En outre, un certain nombre de conseils élémen-

taires peuvent permettre à chacun d'utiliser sur soi-même ou sur des proches les propriétés de quelques points d'acupuncture, le reste étant réservé au médecin acupuncteur.

Si cela peut vous aider à mieux comprendre cet art délicat et, par là même, à vous soigner ou vous faire soigner, à retrouver un équilibre, à vous maintenir en bonne santé, à être « bien dans votre peau », j'aurai pleinement atteint mon but.

1 Parler de « médecine énergétique », est-ce d'actualité ?

Dans la philosophie chinoise, le *Tao* repose sur l'antagonisme de deux forces opposées et cependant complémentaires, le *Inn* et le *Yang*, l'un n'allant pas sans l'autre. La vie, et particulièrement l'être vivant, apparaît comme la résultante des interactions entre la matière — le *Inn* — (muscles, os, tendons...) et l'énergie — le *Yang* — qui la sous-tend (en acupuncture, il s'agit des méridiens).

Il existe deux façons d'agir sur cet être vivant pour le maintenir en bonne santé. Soit sur la matière : on utilise alors la chirurgie, la chimiothérapie, l'allopathie, voire même l'homéopathie ; soit sur l'énergie ; c'est le respect d'une bonne hygiène de vie où peuvent intervenir, en cas de troubles, la psychothérapie (action sur le mental) et... l'acupuncture (action sur l'énergie en général). Celle-ci, de par sa globalité, prend alors un intérêt immense et devient une discipline d'extrême actualité.

2 Qu'est-ce que l'acupuncture ?

Venant de la tradition, c'est une médecine de l'énergie, dont les facteurs sont donc impondérables.

C'est une médecine ancienne, basée sur des concepts philosophiques d'équilibre des forces de l'univers, et enrichie au cours des siècles par les fruits de l'expérience, surtout en Orient.

C'est une médecine, donc une discipline, qui repose sur l'observation de l'organisme humain et de son mécanisme, et qui bénéficie des connaissances actuelles, bien assimilées, de la physiologie.

Mais c'est aussi une médecine qui, en redevenant d'actualité, souffre du phénomène de la mode ; ce qui, malheureusement, entraîne une prolifération d'ouvrages et de commentaires susceptibles de la déconsidérer.

Des origines
à nos jours

3 D'où vient l'acupuncture ?

De Chine, chacun le sait. C'est d'ailleurs la plus vieille médecine du monde.

Déjà, au xxe siècle av. J.-C., on relève les observations d'un empereur de Chine (je le cite) : « Je regrette tout ce que mes peuples arrêtés par la maladie ne me paient pas en taxes et en corvées. Mon désir est qu'on ne leur donne plus de médicaments qui les empoisonnent et qu'on ne se serve plus des antiques poinçons de pierre. Je désire qu'on utilise seulement les mystérieuses aiguilles de métal avec lesquelles on dirige l'énergie. »

Au cours des siècles suivants, se développa autour de l'acupuncture toute une hygiène de vie basée sur l'harmonisation avec les forces de la nature et en liaison avec les doctrines du taoïsme et du bouddhisme ; ainsi la diététique, les méthodes respiratoires, la gymnastique chinoise, ou *Taïki Chuan*, les massages.

C'est vers 1068-1086 après J.-C. que, pour la première fois, on enseigne l'acupuncture dans une faculté. C'est aussi de cette époque que date l'homme de bronze, sorte de statue ou de mannequin où était précisée la topographie des points d'acupuncture.

Un peu plus tard, entre 1102 et 1107, un vivisecteur eut l'occasion de vérifier sur les suppliciés qu'il disséquait vivants les effets de l'acupuncture. Ainsi, entouré de secrétaires et de dessinateurs, il prenait des notes, dénudant un foie et l'observant pendant que l'on piquait les points du méridien foie, etc.

Il fallut attendre la première partie du XXe siècle pour que l'Occident fasse connaissance avec la technique des aiguilles. Certes, depuis les rapports des premiers jésuites, jusqu'en 1929, près de deux cents

L'ÉTUDIANT EN ACUPUNCTURE, EN L'AN 1068

« La localisation exacte des huit cents points où piquer le patient s'effectuait sur de grands mannequins de bronze creux, où les points étaient déjà percés mais masqués par une couche de cire. L'étudiant était, par exemple, prié par son examinateur de planter son aiguille au point Koang Ming, “clarté éclatante” (face externe de la jambe, entre l'extenseur commun et le long péronier) ; s'il touchait juste, un liquide coloré dont on avait rempli le mannequin jaillissait sur l'étudiant, dont le savoir se mesurait au nombre de taches de sa robe !

» Le “diplôme” consistait en l'obtention de cent certificats de malades guéris de maladies “ne pouvant habituellement guérir toutes seules”. Ensuite venait l'épreuve suprême : diagnostiquer le mal d'un patient dont seules les mains sortaient, jusqu'aux poignets, d'un rideau noir. Et, mieux encore, guérir ce malade en se servant des points essentiels situés sur les extrémités qui lui étaient ainsi offertes.

» Ainsi promu docteur, le jeune médecin pouvait aspirer à la condition de ses aînés et de ses pairs. »

Extraits de *L'Acupuncture et l'Occident*, du Dr Borsarello.

auteurs européens, dont de très nombreux Français, écrivirent sur l'acupuncture. Mais leurs ouvrages étaient incomplets et les médecins peu réceptifs à cette discipline.

Tout changea avec le développement des moyens de communication de notre époque. En 1929, le Dr Fereyrolles obtint de Soulié de Morant, ex-consul de France en Chine, qu'il veuille bien traduire les textes anciens et recueillir le maximum d'informations sur l'acupuncture. Ce fut une révélation pour des dizaines de médecins. C'est de la parution de cet important ouvrage, *L'Acupuncture chinoise*, qu'on peut vraiment faire démarrer l'ère moderne de l'acupuncture.

4 Développement actuel de l'acupuncture en Orient

En Chine

Le gouvernement de Chine populaire a favorisé au maximum l'étude et la parution d'ouvrages sur l'acupuncture et la moxibustion (stimulation d'un point par la chaleur).

Ce fut à la fois une réaction contre les édits du gouvernement du Kuo-min-tang qui interdisaient la médecine traditionnelle au profit de la médecine occidentale, et une mesure économique : transformer très rapidement, en quelques mois, des ouvriers ou paysans en médecins aux pieds nus. On leur inculquait quelques « recettes », on leur donnait des aiguilles et ils faisaient, sur les lieux mêmes du travail, office de secouristes. Leur bonne volonté évidente ne suppléait certes pas à l'insuffisance de leurs connaissances, mais les observations accumulées apportèrent des enseignements aux écoles de Pékin, Shanghai et Canton. Les méthodes se perfectionnèrent et se multiplièrent : électro-acupuncture, craniopuncture, auriculopuncture. Utilisation d'aiguilles très longues, d'aiguilles chauffées, de scarification, d'injection de drogue sur le point, fixation d'aiguilles en place, de fils de nylon ou d'acier, utilisation de moxas en bambou, de moxas électriques, de bâtonnets de moxa, stimulations aux infrarouges, au laser... Tout fut nouvellement essayé, répertorié.

Quant à la tradition profonde, elle paraît, avec quelques vieux maîtres chinois plus ou moins taoïstes, s'être réfugiée à *Formose.* Depuis la fin de 1980, elle semble remise à l'honneur en Chine continentale.

Au Japon

L'acupuncture est devenue commercialement une « bonne affaire », avec tout ce que cela implique d'appareils coûteux, de recettes secrètes, d'écoles onéreuses plus ou moins concurrentes. Des contacts que nous avons pu avoir, il ressort que nous tirerons certainement un plus grand enseignement des ouvrages japonais des siècles précédents que des auteurs actuels.

En Corée

Il semble qu'il y ait une survivance dynamique des anciennes techniques d'acupuncture, comme le prouvent de récentes communications.

Quant au *Viêt-nam*, il nous est impossible d'en évaluer le développement.

5 L'acupuncture en Occident, aujourd'hui

Aux États-Unis et au Canada, la législation en vigueur dans certains États interdit l'acupuncture comme pratique médicale. C'est dire si elle est mal connue ! Les récents échanges culturels qui, depuis 1978, se font entre la Chine et les États-Unis peu à peu ouvrent les esprits. Publications et recherches se développent, ce qui autorise bien des espoirs.

L'Amérique latine — Mexique et Brésil en particulier — est beaucoup plus réceptive. De nombreux confrères y sont organisés.

En *Europe*, c'est *en France, en Italie* et *en Allemagne* que l'acupuncture est le plus utilisée. La tournure d'esprit des Allemands, sensibilisée à l'aspect technique des choses, fait que très rapidement ils sont devenus les plus grands adeptes de l'électro-acupuncture.

Quant au reste de l'*Europe*, y compris *les pays de l'Est*, l'acupuncture n'y suscite véritablement d'intérêt que depuis cinq ou dix ans au maximum. De tout cela, il ressort qu'actuellement l'acupuncture est en pleine expansion. Le berceau, la Chine, reste le chef de file des pays les plus compétents en la matière, et le modèle, tant en Orient qu'en Occident.

La *France*, quant à elle, a pris largement la tête des pays de civilisation européenne ou américaine. Le séjour de toute une génération de médecins militaires, de 1920 à 1940, en Indochine, y est certainement pour quelque chose.

6 L'acupuncture en France

Actuellement, les écoles se sont multipliées, tant à Paris qu'en province ; c'est certainement le signe de la vitalité de l'acupuncture française. Pour l'instant, l'Université boude cet enseignement et reste dans l'expectative.

Rappelons que pour devenir acupuncteur dans notre pays il faut être docteur en médecine et avoir suivi trois années d'études dans l'une des écoles des différentes associations d'acupuncture. On y obtient un diplôme après succès aux examens et présentation d'un mémoire.

La véritable acupuncture restera donc une affaire de

L'ANNUAIRE DES MÉDECINS ACUPUNCTEURS EN FRANCE

Un annuaire comportant les noms et les adresses des médecins acupuncteurs diplômés est édité par la Confédération nationale des associations médicales d'acupuncture et sous l'égide de leur syndicat. On veut ainsi se protéger, d'une part, des acupuncteurs non médecins considérés comme médicalement dangereux et, d'autre part, des médecins non acupuncteurs dont la compétence en acupuncture est niée.

Renseignements au sujet de l'annuaire en principe au siège de l'Ordre des médecins de chaque département et dans les différentes écoles d'enseignement.

spécialistes. Pour l'instant, ils ne sont que trois cent cinquante à quatre cents dans toute la France. Mais, même si le diplôme devient de plus en plus difficile, nous savons que leur nombre ne va pas tarder à doubler, voire quadrupler...

7 Quelle est la clientèle du médecin acupuncteur ?

Il est loin le temps où l'acupuncteur était considéré comme une espèce de sorcier plus ou moins mystérieux à qui l'on attribuait quelque obscur pouvoir. En ce temps-là venaient chez lui tous les refoulés de la médecine, tous ceux qui croyaient trouver là un remède quasi surnaturel, une magie.

Depuis vingt ans, les résultats obtenus, propagés de bouche à oreille, le rapport sur des interventions chirurgicales sous analgésie acupuncturale, l'impact psychologique des traitements de désintoxication contre le tabagisme ont fait entrevoir au grand public l'existence d'une acupuncture plus sérieuse et pouvant être considérée comme moyen thérapeutique nouveau.

L'opinion du corps médical s'est également modifiée. Depuis la franche hostilité des années 30, elle a évolué vers un étonnement coloré d'abord de scepticisme, puis de curiosité. Actuellement, la plupart des médecins ne discutent plus le fait que l'acupuncture représente une nouvelle approche du malade et de la maladie. Aussi la clientèle de l'acupuncteur s'est-elle élargie considérablement, en même temps que se multiplient les nouveaux diplômés.

Seuls les succès thérapeutiques, la réputation et, peu

à peu, la pénétration de l'acupuncture dans les milieux scientifiques officiels (avec les recherches que cela implique) arriveront, dans les prochaines années, à la faire admettre par tous, comme une discipline médicale à part entière, au bénéfice de l'ensemble de la population.

L'énergie en acupuncture

8 Comment explique-t-on l'acupuncture dans le mode de raisonnement chinois ?

Tout est parti d'une conception philosophique des anciens Chinois, qui aboutit au taoïsme, origine de la pensée chinoise actuelle.

L'ensemble de ce qui existe appartient à un grand Tout — au *Te* — qui n'a pas de début ni de fin, qui est innommable, qui *est*. Le simple fait d'en prendre conscience est déjà une manifestation de ce *Te*. Cela devient le *Tao* qui, pour les Chinois, résulte de l'opposition et de la complémentarité des deux aspects d'une même chose : le *Yang* et le *Inn*, le Ciel et la Terre, l'Énergie et la Matière... l'un n'allant jamais sans l'autre, et toujours par rapport à l'autre. L'homme, la vie, n'est alors qu'un des aspects de cette manifestation, résultat des interactions du *Inn* et du *Yang*. C'est un lieu d'union entre le ciel et la terre, le haut et le bas, l'énergie et la matière, etc.

L'Énergie vient du « Ciel »

On retrouve chez l'homme les *six énergies* du « Ciel » qui, dans leur manifestation, correspondent au froid, à la chaleur, à la sécheresse, à l'humidité, au vent et au feu. Ces énergies résonnent sur la

« matière » de l'homme (c'est-à-dire sur l'organisme) selon six grands niveaux énergétiques (ou lignes de résonance). Si l'on considère, à chaque niveau, un aspect *Yang* aux membres supérieurs et *Inn* aux membres inférieurs, on peut décrire alors douze lignes de résonance différentes. Ce sont les *douze méridiens.*

Par ailleurs, sur chacun de ces méridiens, il existe à la peau des zones de résonance plus nettes ou « nœuds de résonance » : ce sont les *points d'acupuncture.*

La Matière vient de la « Terre »

Embryologiquement, cette matière s'organise autour du schéma énergétique de la cellule initiale en partant du sang de la mère. Dès la naissance, ce sont les aliments (liquides et solides) et l'air respiré qui contribuent au développement puis au renouvellement de la « matière » du corps. Tous ces apports de la terre sont classables, de par l'observation, en cinq éléments : le « bois », le « feu », la « terre », le « métal » et l'« eau ». Y correspondent cinq organes qui sont respectivement le foie, le cœur dans sa fonction circulation du sang, la rate, le poumon, le rein (cf. schémas pages 39 et 40).

A chaque *organe (Inn)*, qui élabore, transforme la matière, correspond une *entaille* ou organe creux *(Yang).*

Il en résulte l'Homme, l'être vivant, issu de l'interaction de la terre *Inn* avec le ciel *Yang*, des cinq éléments de la terre avec les six énergies du ciel. Cette interaction continuelle est la base même de la vie.

Partant de la triple base — Ciel, Terre, Homme — s'explique ainsi, en Chine ancienne, tout ce qui existe.

Aux nœuds de résonance entre Ciel (énergie) et Terre (matière), c'est-à-dire aux points d'acupuncture, il y a une possibilité d'action. Le simple fait de les stimuler — et quoi de plus précis qu'une aiguille ? — suffit à favoriser la résonance, donc la vie, l'équilibre, le bien-être.

Il ne restait plus alors, par l'observation combinée à un mode de raisonnement analogique, qu'à préciser la topographie de ces points, leur nombre et les propriétés de leur stimulation. Siècle après siècle s'élabora de cette façon, puis se perfectionna la théorie de l'acupuncture.

LE INN ET LE YANG

Inn et *Yang* sont les deux aspects opposés et complémentaires d'une même manifestation. Ils s'appliquent à tout ce qui existe, l'un n'allant jamais sans l'autre, l'un toujours par rapport à l'autre.

Ainsi, sont *Yang* par rapport au *Inn* :

- le soleil par rapport à la lune
- la lumière par rapport à l'obscurité
- le mouvement par rapport au repos
- l'énergie par rapport à la matière
- le haut par rapport au bas
- l'extérieur par rapport à l'intérieur
- le sud par rapport au nord
- la chaleur par rapport au froid
- la plénitude par rapport au vide
- le positif par rapport au négatif
- le masculin par rapport au féminin
- l'homme par rapport à la femme

etc.

Avec, bien sûr, la notion que le froid est *Yang* par rapport au *Inn* très froid, que le bas est *Yang* par rapport au *Inn* très bas, etc.

Au niveau du corps humain, est *Yang* par rapport au *Inn* :

- l'énergie par rapport à la matière
- le mouvement par rapport au repos
- la moitié supérieure du corps par rapport à la moitié inférieure
- la tête par rapport au tronc
- le tronc par rapport aux membres inférieurs
- la gauche par rapport à la droite
- les extrémités par rapport au centre
- le dos par rapport au ventre
- la superficie par rapport à la profondeur
- les méridiens par rapport aux entrailles
- les entrailles par rapport aux organes
- l'énergie de défense superficielle par rapport à l'énergie nourricière
- l'énergie nourricière par rapport au sang

etc.

Dans leur nécessaire action réciproque, le *Yang* façonne, anime, conserve le *Inn* qui, lui, soutient le *Yang*, lui permet de s'incarner, de se manifester.

Il n'y a aucune notion de valeur. Être plus *Yang* ou plus *Inn* n'est ni qualité ni défaut. C'est un fait. Le bien, l'idéal, c'est l'équilibre, l'harmonie des deux.

9 L'acupuncteur : programmateur d'ordinateur

Le mode de raisonnement des Occidentaux est analytique. Il s'agit de raisonner à partir des faits constatés, d'émettre une hypothèse, puis de vérifier si cette hypothèse est exacte. Si oui, l'explication est valable.

Ainsi, lorsqu'on constate la disparition d'un symptôme aberrant : une douleur ou une allergie, par exemple, à la puncture de tel ou tel point cutané. On est donc amené, dans un premier temps, *à étudier ce point.*

On a pu constater alors qu'à chaque point correspondait une dépression du revêtement cutané, allant du millimètre à deux centimètres de diamètre. « Tout point d'acupuncture est dans un creux. » Un bon acupuncteur peut, avec l'expérience, sentir de la pulpe de ses doigts ce creux et, même au toucher léger, avoir une perception différente du velouté de la peau.

Anatomiquement, à chaque point, la structure du derme présente des analogies : tissu conjonctif plus lâche, présence toujours d'une veinule, d'une racine nerveuse, d'un amas lymphatique. Il n'existe pas de cellule spéciale, seulement une disposition particulière des éléments cutanés en place.

Tout point d'acupuncture a la particularité d'être un lieu de *moindre résistance cutanée au passage d'un courant* électrique. Il est bien évident que l'inverse n'est pas vrai et que tout point de moindre résistance au passage d'un courant électrique n'est pas forcément un point d'acupuncture (ce peut être consécutif à une peau plus humide, une lésion cutanée, une glande sudoripare, et bien d'autres causes encore).

D'autre part, on constate que tout se passe selon le *principe d'un terminal d'ordinateur.*

En stimulant le point d'acupuncture — en y piquant une aiguille, par exemple — on constate des résultats indiscutables. Disparition d'un symptôme, d'une douleur... ou réaction au niveau de la formule sanguine, encore moins contestable.

Tout semble passer par l'ordinateur central qu'est notre cerveau (ou plus exactement l'ensemble d'un système central de régulation qui associe commandes nerveuses et endocriniennes). Toutes les connexions entre l'ordinateur-cerveau et le terminal-peau sont actuellement du domaine des hypothèses.

L'acupuncteur agit alors comme un programmateur d'ordinateur. Tout son travail repose essentiellement sur le choix du programme, compte tenu de multiples facteurs : antécédents du malade, environnement (le temps qu'il fait, la période du jour, de la saison, de l'année), conditions psychiques, rapport médecin-malade, etc.

On conçoit la complexité de la tâche.

10 Qu'est-ce que l'énergie en acupuncture ?

Nous utilisons chaque jour le mot énergie à propos de l'industrie, de notre voiture, de notre chauffage central... On parle d'économies d'énergie, de l'énergie du pétrole, des énergies écologiques, soleil, vent... On mesure cette énergie en kilowatts, en chevaux-vapeur, en kilojoules. Bien qu'on ne puisse en trouver une définition avec des mots descriptifs, personne n'a l'idée d'en nier l'existence.

En ce qui concerne l'« énergie vitale », ce ne fut pourtant pas le cas. On parle organe, matière, on semble ignorer l'énergie. Pourtant, l'important n'est pas l'estomac, par exemple, mais l'énergie en rapport avec la fonction de l'estomac, qui fera que l'estomac sera « vivant ». Seuls les Chinois incluent cette notion dans leur mode de raisonnement.

Le dualisme matière-corps + énergie est indispensable à la vie. C'est l'opposition et la complémentarité du *Inn-Yang* classique. L'énergie de l'estomac sans l'organe estomac est inconcevable, mais l'inverse, l'organe estomac sans sa fonction énergétique, l'est aussi. Ce qui compte, c'est l'organe en bon état, et qui fonctionne bien.

D'où vient l'énergie de l'homme ?

Cette énergie vitale, ou essentielle, sans laquelle notre corps ne serait qu'un amas de matières inertes, un cadavre, les Chinois l'appellent *Chi.*

Le support énergétique de base nous vient de nos ancêtres

A l'origine de l'« entité vivante », il y a tout d'abord une programmation énergétique de la cellule initiale. Ce support énergétique est « ancestral », disent les Chinois, héréditaire, et varie selon les espèces vivantes.

Autour de lui va s'organiser la matière ; le nouveau-né ressemblera ainsi à ses parents, aura le nez de son grand-père, la couleur des cheveux de sa grand-mère, etc. ; le tout selon des lois génétiques bien connues.

La matière, d'abord fournie à l'embryon par le sang de la mère, l'est ensuite par l'alimentation et l'oxygénation, qui la renouvelleront sans cesse. Elle s'organise selon le support énergétique de base en os, muscles, tendons, etc.

L'énergie vitale quotidienne nous vient du triple réchauffeur, ou usine de production d'énergie

Partant de la matière qui nous entoure, plusieurs organes (du tube digestif et de l'appareil respiratoire) vont contribuer à élaborer énergie et matière du corps, agissant ensemble comme une « usine de transformation ». D'un côté, les matières premières : oxygène et aliments ; de l'autre, des produits finis — énergie, sang — et des déchets — selles, urines...

Toute cette fonction est rassemblée, en acupuncture, sous le terme de *triple réchauffeur* ou *triple foyer*, car tout se passe comme s'il existait trois étages de transformations successives :

— un étage moyen : en rapport avec le tube digestif et la rate pour la production et la répartition des liquides ;

— un étage supérieur : en rapport avec le poumon

UNE EXPÉRIENCE AMUSANTE POUR PRENDRE CONSCIENCE DE L'ÉNERGIE

Chacun peut le faire ; il suffit de s'isoler, se sentir l'esprit au repos, disponible.

— Joignez les mains comme pour une prière. Frottez-les un peu l'une contre l'autre et pensez à votre respiration : inspiration-expiration.

— Dans un deuxième temps, concentrez toute votre attention sur les paumes des mains. Puis, lentement, en gardant les mains bien étendues, paume contre paume, écartez-les l'une de l'autre puis rapprochez-les en essayant de sentir la consistance de l'air qui les sépare, et répétez ce mouvement. Très vite il vous semble ressentir une densité inaccoutumée de cet air, une sensation de chaleur, quelquefois des picotements légers sur les paumes.

Ce sont là des manifestations, discrètes mais réelles, de votre flux énergétique vital. Les Chinois appellent cet exercice sentir le CHI.

et le cœur pour le raffinement des produits, leur oxygénation puis la distribution par la circulation sanguine ;
— un étage inférieur : en rapport avec le foie et les reins pour une dernière épuration puis l'élimination des produits.

L'énergie produite par l'usine *triple réchauffeur*

PENDANT LES « PÉRIODES MENSTRUELLES » FÉMININES, IL EXISTE UN VÉRITABLE **ORAGE ÉNERGÉTIQUE**

Un chercheur électronicien français se servant des appareils de mesure d'un grand laboratoire d'aéronautique a réussi à démontrer l'existence d'une différence de potentiel électrique entre la ligne médiane antérieure Inn (sur le ventre) et la ligne médiane postérieure Yang (sur la colonne vertébrale) du corps de sa femme.

Il existe toujours une différence perceptible. En faisant chaque jour, dans les mêmes conditions, les mêmes mesures, ce chercheur a pu faire une courbe régulière des variations de cette différence de potentiel selon les heures du jour, selon le biorythme.

Pendant les périodes de menstruation, en revanche, cette courbe présente un véritable bouleversement avec des variations beaucoup plus importantes, passant très vite du maximum au minimum et cela dans un temps très court.

Il ne s'agit pas là d'une mesure directe de l'énergie vitale qui ne saurait s'apparenter à l'électricité, mais de la mesure de l'aspect électrique de cette énergie.

Peut-être est-ce pour cette raison que, selon la tradition, on évite le plus possible de faire de l'acupuncture le premier jour des règles.

s'appelle énergie *Iong* dans sa forme la plus volatile, et *sang* dans sa forme la plus dense ; elle contribue à l'entretien de la vie.

Par ailleurs, chacun des cinq organes fondamentaux devient lui-même producteur d'énergie, l'ensemble ainsi constitué ne peut pas ne pas ressentir les influences de l'extérieur et *entre en résonance avec les énergies dites « du Ciel »* qui l'entourent.

11 Comment fonctions organiques, sentiments et couleurs sont-ils liés en acupuncture ?

Par l'observation et aussi par analogie avec tout ce qui est dans la nature, les Chinois ont décrit *six formes d'énergie* (chacune avec une résonance particulière) qu'ils placent au *ciel — Yang —* : le vent, la chaleur, l'humidité, la sécheresse, le froid et le feu.

Sur la *terre-matière — Inn —*, en correspondance avec ces manifestations énergétiques, ils distinguent *cinq éléments* : le bois, correspondant au vent ; la flamme ou ce qui brûle, à la chaleur ; la terre, à l'humidité ; le métal, à la sécheresse ; l'eau, au froid. Le feu correspond à un principe de vie qui anime l'ensemble.

L'homme résulte de l'équilibre de toutes ces énergies. Pour chacune d'elles, selon le dualisme *Inn-Yang*, on retrouve les différentes fonctions organiques :

ÉNERGIES DU CIEL	FONCTION ORGANIQUE **INN**	FONCTION ORGANIQUE **YANG**
Vent	Énergie du foie	Énergie de la vésicule biliaire
Chaleur	Énergie du cœur-circulation ou « maître du cœur »	Énergie du triple réchauffeur ou usine de production d'énergie
Humidité	Énergie de la rate-pancréas	Énergie de l'estomac
Sécheresse	Énergie des poumons	Énergie du gros intestin
Froid	Énergie des reins	Énergie de la vessie
Feu	Énergie du cœur-mental	Énergie de l'intestin grêle

Par analogie, aux six énergies ont pu être rattachés de la même façon les mouvements, les sentiments, les couleurs, etc., chacun ou chacune n'étant qu'un aspect de la manifestation de l'énergie correspondante.

ÉNERGIE	MOUVEMENT	SENTIMENTS	COULEUR
Vent-foie-bois	Extériorisation	Colère	Vert
Chaleur-cœur-feu	Circulation	Joie	Rouge
Humidité-rate-terre	Stabilité	Pensée	Jaune
Sécheresse-poumon-métal	Intériorisation	Tristesse	Blanc
Froid-reins-eau	Mutation	Peur	Noir

Le feu du ciel a une place à part, puisqu'il sous-tend le cœur-mental sans quoi rien n'existe.

Par ce mode analogique, un pulmonaire, d'après les Chinois, est préférentiellement un individu maigre, sec, triste, dont le teint est blanchâtre ; un hépatique, un coléreux au teint verdâtre, etc. ; chacun des signes observés étant la traduction d'une même dominante énergétique. On en imagine toutes les incidences pour étayer un diagnostic.

De la même façon, dans un but thérapeutique, il faudra placer le pulmonaire dans un climat sec, favoriser son intériorisation, l'entourer de blanc, etc., afin de soutenir l'énergie du poumon. Le choix des points à puncturer en découle également, en fonction de leurs relations énergétiques du moment avec les différentes énergies du ciel. Établir cette relation est l'une des principales difficultés de l'acupuncture.

12 Qu'est-ce que la loi des cinq éléments ?

Dans la doctrine chinoise, les éléments de la terre sont : la terre, le métal, l'eau, le bois, le feu. Tout se passe comme si l'un des éléments servait de base à l'enrichissement d'un autre. Ainsi, le bois enrichit le feu puisqu'il brûle. Ce feu enrichit la terre puisqu'il fournit des cendres. Dans la terre on trouve le métal, le métal enrichit l'eau et l'eau enrichit le bois puisqu'elle fait pousser les plantes.

Constatant tous ces phénomènes, l'homme d'il y a trois mille ans en déduit une loi qu'il appelle *loi d'engendrement*. Le bois engendre le feu, qui engendre la terre, qui engendre le métal, etc.

Ce raisonnement paraît un peu simpliste, et pourtant il semble coller aux réalités encore plus si l'on y ajoute une deuxième loi, venant elle aussi de l'observation : la *loi de dominance.*

En effet, on constate que :

— la terre domine l'eau, car elle l'endigue, l'absorbe ;
— l'eau domine ou soumet le feu, car elle l'éteint ;
— le feu domine le métal, car il le fond ;
— le métal domine le bois, car il le coupe ;
— et le bois domine la terre, car il la recouvre et s'en nourrit.

La loi d'engendrement et la loi de dominance peuvent s'illustrer sur un même schéma :

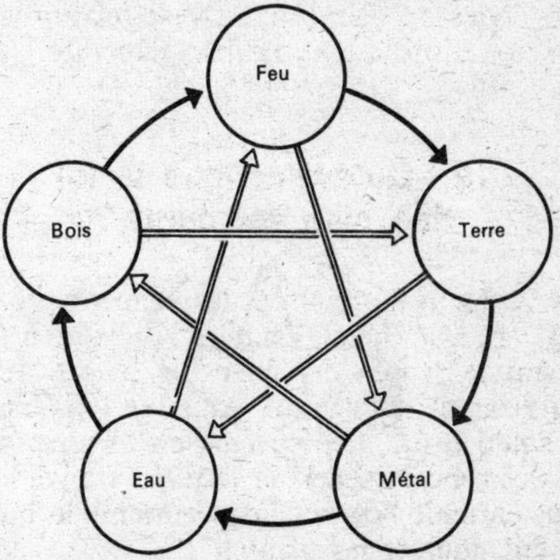

Ainsi, chaque élément nourrit celui qui le suit et domine celui d'après. Cette constatation engendrement + dominance constitue la loi des cinq éléments. On la retrouve dans de très nombreuses civilisations antiques.

Là où tout s'éclaire pour le Chinois, c'est que tout ce qui existe répond à l'équilibre des forces, schématisé par cette loi.

De la même façon que le bois engendre le feu et domine la terre, le vent par exemple attire la chaleur et chasse l'humidité, l'aigre engendre l'amer et domine le sucre, etc. Par analogie, tout ce qui existe dans la nature peut se classer de cette façon ; il en résulte un équilibre qui ne peut pas ne pas être... La loi des cinq éléments s'avère applicable dans tous les domaines. Le graphisme précédent peut se compléter à l'infini... et notamment au niveau des relations entre les différents organes essentiels du corps humain :

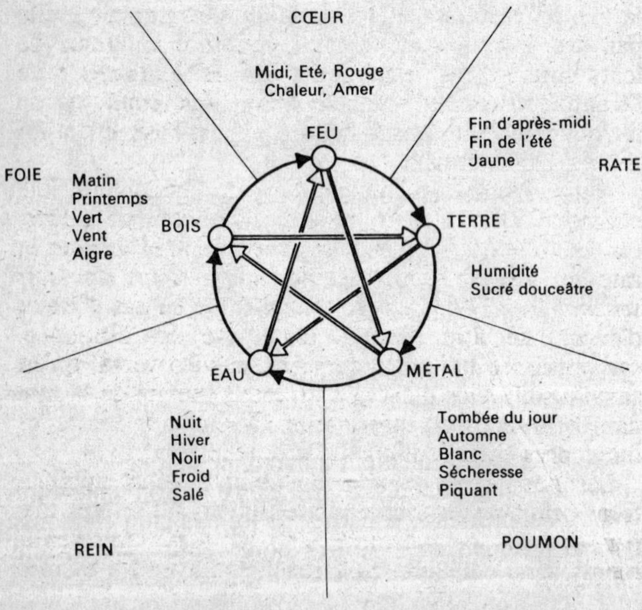

13 Qu'est-ce qu'un organe en médecine chinoise ?

Par analogie avec les cinq éléments, d'après la tradition chinoise, il existe en acupuncture *cinq organes principaux* : le cœur, la rate, les poumons, les reins et le foie.

Les autres organes connus en Occident ne sont pas oubliés mais peuvent être, de par leurs fonctions, rattachés aux cinq principaux. Ainsi certaines glandes endocrines : les surrénales sont sous la dépendance du « rein », la thyroïde sous celle du « poumon », etc. Ces cinq organes sont appelés *trésors*, car indispensables à la vie. Ils ne peuvent être suppléés de façon naturelle par des fonctions annexes. L'équilibre résultant de leurs interactions réciproques est le fondement de l'« entité vivante » ; c'est le même que celui qui se retrouve partout dans la nature : il est basé sur la loi des cinq éléments.

Ainsi, selon la loi d'engendrement, l'énergie du foie engendre celle du cœur, cette dernière celle de la rate, etc. Et, selon la loi de dominance, le foie domine la rate qui domine le rein qui domine le cœur, etc. *(voir schéma page 40).* Ce qui veut dire qu'en cas d'excès d'énergie du foie, l'énergie de la rate sera diminuée, car opprimée par cette dernière, et vice versa, qu'en cas d'insuffisance d'énergie du foie l'énergie de la rate flambera, sera trop importante. On imagine toutes les incidences thérapeutiques d'une telle loi.

Les possibilités de raisonnement et leurs applications pratiques sont encore multipliées si l'on sait que par analogie on retrouve cinq saveurs, cinq sentiments, cinq couleurs, cinq sens, etc., avec les mêmes

QUELQUES « CORRESPONDANCES », PARMI D'AUTRES, EN FONCTION DES CINQ « ORGANES TRÉSORS » REFLETS DES CINQ ÉLÉMENTS DE LA TERRE

AU FOIE	AU CŒUR	A LA RATE	AUX POUMONS	AUX REINS
la saveur aigre	la saveur amère	la saveur douce-sucrée	la saveur piquante	la saveur salée
la colère	la joie	la pensée, réflexion	la tristesse	la peur
la clameur	le rire	le chant	le sanglot	les gémissements
le bleu-vert	le rouge	le jaune	le blanc	le noir
les muscles, tendons	les artères « sang »	la chair : tissu conjonctif	la peau	les os
la vue	le goût	le toucher	l'odorat	l'audition
les yeux	la langue	les lèvres	le nez	l'oreille
les larmes	la sueur	la salive	les crachats	les urines
l'extériorisation	la circulation	l'équilibre psychique (celui qui « pense beaucoup », par exemple, a besoin de sucre...)	l'intériorisation (ainsi, en Orient, la couleur blanche est signe de deuil...)	les mutations (ainsi, par peur, on a un goût de sel dans la bouche...)

interactions. On peut établir ainsi un tableau, dit *des correspondances* entre les différentes parties et fonctions du corps, qui, bien évidemment, n'a rien d'exhaustif :

A chacun des « organes trésors », pour les Chinois, correspond une fonction principale, une résonance énergétique avec les énergies du Ciel : *un méridien.*

Par ailleurs, il existe, pour chacun des cinq organes,

UN EXEMPLE :
UNE GRANDE PEUR SURVIENT
CHEZ UN SUJET BIEN PORTANT

Au niveau des correspondances, cette peur va agir sur l'organe rein : d'où gémissement, tremblement, voire émission d'urine. Dans les années qui suivent, le sujet devient peureux, frileux, il aime le noir, recherche le sel. A la limite, il devient fragile du rein, peut faire des coliques néphrétiques.

Cette grande peur par ailleurs va détruire toute joie. Le blocage de l'organe Rein va dominer le cœur, d'où hypertension artérielle, œdème, etc.

La seule façon de lutter contre cette peur serait de renforcer l'énergie de l'organe rate (la rate domine le rein), donc : faire réfléchir, stimuler les points du méridien rein qui correspondent le mieux à la fonction rate — ou les points de tonification de l'organe rate.

D'une façon globale, le but recherché est l'équilibre qui ne peut pas ne pas être entre les cinq organes, selon la loi des cinq éléments : engendrement et domination.

deux points spécifiques : l'un agit sur l'aspect *Yang* de la fonction, c'est-à-dire mouvement, psychisme, etc. *C'est le point assentiments* ou *Iu* du dos : on retrouve tous ces points assentiments (un par organe) de chaque côté de la colonne vertébrale, sur le tronc.

A l'opposé, pour agir sur l'aspect *Inn* de la fonction de l'organe — sa structure, son fonctionnement de base, sa matière —, on utilise *le point Mo* ou *héraut*, appelé ainsi parce qu'il devient douloureux, attire l'attention sur l'organe dont il dépend. Ces points *Mo* (un par organe) sont tous situés sur la partie antérieure du tronc.

On appelle technique *Iu-Mo* le fait d'harmoniser l'énergie d'un organe par la stimulation simultanée de ces deux points.

14 Qu'est-ce qu'une entraille en médecine chinoise ?

En acupuncture, on appelle « entraille » tout organe creux dans lequel il y a stockage d'une matière amenée de l'extérieur et transformation en énergie.

A chaque organe « trésor » correspond une entraille « atelier »

Le rôle de ces ateliers est d'assurer la défense et d'alimenter l'organe correspondant. Ainsi, au foie correspond l'entraille vésicule biliaire, au cœur l'intestin grêle, à la rate l'estomac, au poumon le gros intestin, au rein la vessie.

Chaque couple « organe + entraille » répond aux mêmes énergies du ciel.

Par exemple : poumon et gros intestin répondent à la même énergie du ciel, matérialisée par la sécheresse. D'où toute une série d'affinités qui vont se retrouver jusque dans les méridiens, et le « couplage » des deux méridiens poumon et gros intestin. De la même façon, pour foie et vésicule biliaire, cœur et intestin grêle, etc.

Une entraille n'a d'action sur une autre entraille que par l'intermédiaire de l'organe correspondant

On ne peut donc pas parler de loi des cinq éléments au niveau des entrailles. En revanche, comme celle des organes, l'énergie de *chaque entraille résonne à la peau*, en des points regroupés en méridiens. A chaque entraille correspond une fonction, un méridien.

On peut agir sur le fonctionnement de chaque entraille en stimulant les points du méridien correspondant et, comme pour les organes, par l'intermédiaire d'un point *Assentiment* pour l'aspect *Yang* de l'action recherchée, d'un point *Mo* pour l'aspect *Inn.*

15 Qu'est-ce qu'un point d'acupuncture ?

Le point d'acupuncture est un *lieu du corps* qui, au niveau de la peau, a la propriété d'être en relation avec la fonction d'organes profonds. On dit que ce point est une zone de résonance, particulière à la superficie, des énergies du corps avec celles de l'univers.

Ainsi, à ce niveau, viennent se manifester un dérèglement organique, psychique, ou une dysharmonie entre les énergies du corps et celles de l'environnement. Le point peut devenir sensible ou douloureux. A l'inverse, en stimulant ce point, on a des réactions sur les fonctions organiques, la régularisation de la vie, et cela toujours vers une harmonisation. Un exemple : il est un geste populaire que chacun fait lorsqu'il a un « trou de mémoire ». On se frotte du bout de l'ongle une zone située un peu en arrière du sommet du crâne. Pourtant, il n'y a pas de signe directement perçu à ce niveau, pas de douleur, pas de démangeaison, mais, cependant, une réaction locale imperceptible, suffisante, semble-t-il, pour que l'on éprouve la nécessité de stimuler légèrement la région du doigt. Cette zone correspond au point de la mémoire, qu'il faut souvent stimuler par acupuncture en cas de défaillance de cette fonction.

A quoi correspond anatomiquement un point ?

A rien de très précis qu'on puisse retrouver à la dissection.

Chacun de ces points cependant se situe dans un creux, une légère dépression que l'on retrouve facilement à la palpation. Il n'est que de voir procéder un acupuncteur expérimenté : du bout d'un doigt, il effleure la région qu'il compte puncturer, puis très vite localise le creux et précise le point. Il pose alors l'aiguille.

Nombre de points

La tradition rapporte trois cent soixante-cinq points, comme il y a trois cent soixante-cinq jours dans l'année, tous points réunis ensemble, selon leurs affinités fonctionnelles, leur résonance énergétique, en méridiens principaux et secondaires.

Mais peu à peu furent décrits un certain nombre de points dits hors méridiens, ou points « curieux » (plus de deux cents) dont on explique mal les propriétés par le raisonnement classique.

Si l'on englobe dans l'acupuncture l'auriculothérapie, la craniopuncture et toutes ces techniques qualifiées naguère d'annexes, on ne doit pas être très loin de neuf cents points.

Dans la pratique, le médecin acupuncteur n'en utilise que la moitié, à peu près.

Principaux points utilisés

— Les points situés aux extrémités des membres

A CHAQUE POINT
UN OU PLUSIEURS NOMS...

Chaque point d'acupuncture a un ou plusieurs noms en rapport avec ou sa localisation, ou les réactions physiologiques que l'on eut obtenir par sa puncture.

Par exemple :
16 VB Mu Chuang : fenêtre de l'œil
17 VG Mao Hu : porte du cerveau
42 V Po Hu : porte de l'âme
7 C Shen Men : porte de la paix de l'esprit
4 VG Ming Men : porte de la vie
12 V Fong Men : porte du vent
49 V Yi Sile : logis de la pensée
etc.

Une connaissance rudimentaire du chinois s'impose alors au médecin acupuncteur. Les difficultés de traduction sont telles qu'il est souvent préférable d'avoir recours au graphisme chinois de l'idéogramme.

où, d'après la tradition, les méridiens sont le plus superficiels ; la puncture de l'aiguille y sera donc plus efficace. On appelle ces points *Su antiques*. Il y en a cinq par méridien. C'est parmi eux que l'on retrouve, différents pour chaque méridien, le point de tonification et le point de dispersion.

— Toujours aux extrémités des membres, se trouve le *point Iunn*, ou point « source » (un par méridien principal), dont la stimulation permet la relance, redonne source à toute l'énergie de même résonance.

— *Le point Tsri* (un par méridien principal) qui, puncturé profondément, permet de débloquer toute l'énergie du méridien s'il y a eu un blocage, soit traumatique (cicatrice), soit psychique (blocage de l'éner-

LE POINT D'ACUPUNCTURE
ET L'ENTREPRISE GALANTE

Lors d'un banquet ou d'un souper, il n'est pas rare que, sous les longues nappes blanches, il se passe de « drôles de choses ».

Ainsi, « faire du genou » à sa voisine, c'est stimuler le point 10 Rt situé un peu au-dessus du genou, sur la partie interne de la cuisse ; de même, « faire du pied », c'est stimuler le point 6 Rt situé à la partie interne de la jambe, un peu au-dessus de la cheville.

Or le point 6 Rt est l'un des points les plus importants des énergies Inn de la femme ; quant au 10 Rt, il domine tout le petit bassin, avec remontée d'énergie à ce niveau. Ce sont tous deux des points dont la stimulation agit aussi bien sur l'aspect physique du « génital » et, en partie, sur la sexualité. Voilà une façon imprévue d'utiliser les propriétés d'un point d'acupuncture.

gie du méridien poumon, consécutif à un grand chagrin, par exemple).

— *Le point Lo* (un par méridien principal), s'il est stimulé, permet une meilleure liaison entre l'énergie du méridien et ce qui l'entoure.

— *Les points Mo,* ou hérauts, sont situés pour la plupart sur le tronc. Une douleur à ce point correspond à un trouble profond d'un organe ou d'une entraille qui fonctionne mal.

— Citons encore *les points Iu du dos*, situés, comme leur nom l'indique, sur le dos du tronc, de chaque côté de la colonne vertébrale ; *les points clefs* et *les points Roe*, parmi beaucoup d'autres encore.

16 Qu'est-ce qu'un méridien ?

C'est le regroupement à la peau des lieux du corps de même résonance énergétique, d'où leur représentation par des « lignes » sans support anatomique. Ce sont des trajets purement énergétiques qui semblent en rapport avec les plans de clivage entre les muscles, les tendons, les os. Rien ne peut altérer leurs trajets.

Il y a *douze méridiens principaux*, disposés de chaque côté du corps (douze à droite, douze à gauche), symétriquement par rapport à un axe médian vertical. (Voir planches au début du livre.) Chacun d'eux est en relation, les *Inn* avec un « organe », les *Yang* avec une « entraille », et comment ils sont couplés deux à deux.

A chaque méridien principal, on a rattaché plusieurs *méridiens dits secondaires*, dont le trajet passe par des points appartenant aux douze méridiens principaux. Ainsi les méridiens secondaires tendino-musculaires assurent-ils les fonctions de protection. Tout se passe comme si, en superficie du trajet du méridien principal, existait une sorte de ruban de protection lié au méridien sous-jacent et passant anatomiquement par les muscles et les tendons. Citons aussi les méridiens secondaires « Lo », de liaison, et les méridiens distincts.

Il existe également les méridiens *dits curieux* ou *vaisseaux merveilleux*. Leur rôle essentiel est de véhiculer l'« énergie ancestrale », de réguler d'une façon générale à tous les niveaux l'ensemble du système énergétique, enfin de protéger les méridiens principaux. Parmi eux, il convient de citer le *vaisseau gouverneur* ou *VG*, qui gouverne toute l'énergie du corps et dont le trajet est médian (tout au long du dos) : du coccyx à la mâchoire supérieure en passant par le cou et le front. C'est le méridien le plus *Yang*. Puis le *vaisseau conception* ou *VC* qui est le lieu de concentration de toutes les énergies *Inn* du corps. Il part de l'entrejambe et se termine au milieu du menton en passant par le nombril.

17 Quelle est l'organisation des méridiens ?

(Voir les planches au début du livre.)

On peut classer les méridiens des plus *Yang* aux plus *Inn*.

— Le plus *Yang*, parce qu'il est *Yang*, a le trajet le plus superficiel à la surface du corps, le plus postérieur ou externe sur le corps. Il transporte de l'énergie plus *Yang*, donc plus rapide, la première attaquée en cas de perturbation d'origine externe : ainsi un coup de froid, un courant d'air peuvent provoquer le long de ce méridien un torticolis, un lumbago ou des contractures...

— Le plus *Inn* a le trajet le plus profond par rapport à la peau, sur la face antérieure du tronc et des membres. Il correspond à une énergie de base plus dense, moins mobile, en rapport avec les organes profonds : cœur et reins. C'est l'axe même de la vie, les signes d'atteinte y sont plus rares mais plus graves.

Chacun des douze méridiens principaux a une fonction bien précise liée à la fois à la résonance avec les énergies du ciel (d'où le nom chinois) et à celles de l'organe correspondant (d'où la dénomination française du méridien). Dans la pratique, on utilise souvent les initiales de cette dernière, pour éviter de confondre méridien et organe.

Ainsi distingue-t-on au membre supérieur, dit *« Shou »* en chinois, des plus *Yang* au plus *Inn* :

- le méridien *Shou Tae Yang* ou de l'« intestin grêle » (IG),
- le méridien *Shou Chao Yang* ou du « triple réchauffeur » (TR),
- le méridien *Shou Yang Ming* ou du « gros intestin » (GI),
- le méridien *Shou Tae Inn* ou du « poumon » (P),
- le méridien *Shou Tsiue Inn* ou du « maître du cœur » (MC),
- le méridien *Shou Chao Inn* ou du « cœur » (C).

Et, au membre inférieur (*« Zu »* en chinois), de la même façon :

- le méridien *Zu Tae Yang* ou de la « vessie » (V),
- le méridien *Zu Chao Yang* ou de la « vésicule biliaire » (VB),
- le méridien *Zu Yang Ming* ou de l'« estomac » (E),
- le méridien *Zu Tae Inn* ou de la « rate » (Rt),
- le méridien *Zu Tsuie Inn* ou du « foie » (F),
- le méridien *Zu Chao Inn* ou des « reins » (Rn).

Un maximum d'énergie (de résonance privilégiée entre énergie du ciel et celle du corps) est notable pour chacun des méridiens, à une heure précise. Ainsi se constitue le flux énergétique de l'énergie du corps.

Cette dernière, essentiellement produite par « l'usine triple réchauffeur » à partir de l'alimentation et de l'oxygénation, paraît circuler selon un sens partant du « poumon » et de la « rate » (parties intégrantes de l'usine de production) qui, respectivement, la « répartissent » et la « distribuent ».

Ainsi du méridien poumon ou P, l'énergie passe au méridien GI couplé, puis de là au méridien E, etc.

L'HEURE DU POUMON

De trois à cinq heures du matin (heure solaire) domine l'énergie de l'univers en rapport avec l'organe poumon et sa sphère énergétique : méridien Shou Tae Inn P, etc.

On comprend alors très bien que toutes les perturbations au niveau du poumon prennent un maximum d'acuité à cet horaire : crises d'asthme (classiques à trois heures du matin), crises de toux nocturnes, etc.

18 Qu'est-ce qu'un méridien principal ?

Le méridien principal, c'est d'abord un méridien, c'est-à-dire le « regroupement à la peau de lieux de même résonance énergétique ». Il est dit *principal* en ce qu'il est spécifique d'un des aspects *Inn* ou *Yang* d'une des six énergies du ciel.

S'il s'agit d'un méridien *Inn*, il est en liaison directe avec l'*organe trésor* correspondant et, d'une façon plus large, avec toute l'énergie qui s'y rattache. Exemple : le méridien du poumon, P.

S'il s'agit d'un méridien *Yang*, il est de la même façon en liaison avec « l'entraille atelier » correspondante. Exemple : le méridien de l'intestin grêle : IG.

Le méridien principal peut également être considéré comme un lieu de passage de l'énergie d'entretien du corps, qui « circule » selon un sens. Aussi le relie-t-on avec celui qui le précède et celui qui le suit. On décrit ainsi une véritable « circulation énergétique ».

Considérant le sens de l'énergie dans le méridien, on a pu donner, d'après une nomenclature internationale, un numéro à chaque, suivi de l'initiale du méridien correspondant en fonction du sens de l'énergie d'entretien du méridien dont il fait partie. On sait que l'énergie va de bas en haut pour les méridiens *Inn*, de haut en bas pour les *Yang*. Ainsi pour le méridien de l'Estomac (45 points) qui est *Yang*, le 1E est à la face, le 45E à l'extrémité des doigts de pieds. Cette numérotation vient s'ajouter, pour chaque point, à un ou plusieurs noms chinois illustrant sa fonction.

19 La notion de temps en acupuncture

Jusqu'ici, tout ce qui a été développé à propos de l'acupuncture dans les réponses aux premières questions l'a été de façon quelque peu statique. En réalité, l'entité vivante est constamment modifiée par tout ce qui l'entoure.

Deux paramètres nouveaux apparaissent alors, dont il faut tenir compte :

— le « temps qui passe »,
— le « temps qu'il fait ».

Le temps qui passe : le biorythme

Les années

D'après la tradition chinoise, il existe six énergies du ciel, bien décrites, avec forcément leur dualité *Inn-Yang*, ce qui fait douze. A chaque année qui passe, l'une de ces énergies est dominante. Il faudra douze ans pour que le cycle recommence. On appelle l'influence de ces énergies sur la terre les « branches terrestres », parce que, comparées à un arbre, et venant du ciel, elles ont une action sur la terre.

A l'inverse, il existe sur terre cinq éléments, donc cinq façons de réagir différemment aux énergies du ciel, soit, avec la dualité *Inn-Yang*, dix réactions possibles. Il y a, dit-on, dix troncs terrestres, chacun attribué à une année, c'est-à-dire dix façons de la matière de réagir aux énergies qui l'entourent. Il faut en fait soixante ans pour que la même branche, énergie du ciel, réagisse sur le même tronc, énergie ou matière de la terre. Dans la pratique, cela impose un calendrier (avec une résonance privilégiée pour chaque année, définie selon son tronc et sa branche) dont on doit tenir compte dans le choix des points.

Les saisons

A l'intérieur de l'année, les saisons ont également une influence. Par analogie, l'extériorisation est plus facile au printemps, l'intériorisation en automne, les mutations en hiver... Les maladies ne sont pas les mêmes en chaque saison, l'énergie dominante imposant ses propres dérèglements : la façon de traiter en découle dans le choix des points ainsi que dans la manière de puncturer. On enfonce plus profondément les aiguilles, par exemple, en hiver...

Il en est de même dans *la journée*, avec les notions de matin, midi, soir, nuit.

L'heure

Par ailleurs, dans la journée de vingt-quatre heures, chaque méridien résonne tour à tour de façon préférentielle, soit une résonance dominante toutes les deux heures pour chacun d'eux.

Le temps qu'il fait

Normalement, en un instant donné, les énergies du corps humain répondent à toutes celles (du « ciel ») qui l'entourent.

Un exemple : en hiver, pour se protéger du froid, le corps s'entoure de graisse. L'énergie essentielle de l'homme, disent les Chinois, « pénètre en profondeur ». Si un froid anormal survient en été, il perturbe plus facilement l'énergie interne, moins protégée. Il devient alors, dit-on, une énergie « perverse » agissant comme un véritable stress.

La notion d'*énergie perverse* est directement liée avec le temps qu'il fait, c'est-à-dire avec la manifestation d'une énergie du ciel anormalement prédominante, que cette manifestation soit anormale pour la saison ou pour l'heure, ou que, trop intense, trop forte, elle ne puisse être compensée par les défenses de l'organisme.

Ainsi l'acupuncteur ne doit jamais perdre de vue qu'un trouble de fonction non seulement varie de façon quasi naturelle selon l'année, la saison, l'heure, mais encore dépend directement des conditions atmosphériques environnantes. Autant de paramètres dont il doit tenir compte, en plus du traitement de base.

A chaque méridien une action thérapeutique privilégiée

Si vous souffrez d'un lumbago, d'un torticolis, d'une douleur à l'épaule ; si vous êtes fragile de la gorge ou atteint de surdité... Très vite, le médecin acupuncteur comprendra l'origine de votre mal et punctuera les points situés sur l'un des douze méridiens correspondant à votre affection.

Les exemples qui suivent permettront de mieux comprendre le rôle des méridiens et l'action thérapeutique que l'on peut obtenir grâce à eux.

20 Après un gros chagrin... une tuberculose ?

Sur le *méridien « poumon » ou « P »*, qui est couplé avec le méridien « gros intestin » ou « GI », sont décrits onze points. La puncture de l'un ou plusieurs de ceux-ci va avoir une double action. D'une part sur le psychisme — on agira ici sur la tristesse ou la mélancolie — et d'autre part sur les fonctions du poumon et de la peau : le larynx, la trachée, les bronches et la transpiration.

Imaginons une personne jeune, en bonne santé, qui vient d'avoir un immense chagrin avec un aspect sentimental très ressenti, presque « viscéralement » perçu.

Au niveau des correspondances, la tristesse-chagrin perturbe l'« énergie poumon ».

En très peu de temps, six mois, apparaissent les premiers signes d'un blocage : tristesse de l'individu, bien sûr, mais aussi changement de la tonicité de la peau et insuffisance de la fonction poumon. La respiration est moins profonde et surtout il y a une plus grande vulnérabilité à tout stress venant de l'extérieur.

Au moindre coup de froid peut apparaître de la toux, et, pour peu qu'il y ait un risque de contamination, une tuberculose va s'installer. Si c'était le cas, il est bien évident que seuls des antibiotiques peuvent guérir l'infection. Mais, décelé auparavant, le « trouble de l'énergie poumon » aurait très bien pu être annihilé par l'acupuncture.

21 Comment une douleur à l'épaule peut être associée à une sinusite et à des troubles intestinaux

C'est en stimulant certains points situés sur le *méridien « gros intestin » ou « GI »* (couplé avec le méridien « poumon ») que l'on agit à la fois sur l'assimilation des aliments et sur certaines douleurs de la partie haute du corps.

Supposons qu'un malade vienne voir l'acupuncteur pour une douleur à l'épaule droite. Il précise parfaitement sa douleur, dont la topographie suit le trajet du méridien « gros intestin » avec un maximum douloureux au point situé sur le haut de l'épaule.

Le médecin doit aussitôt, par l'interrogatoire, s'enquérir de l'état du coude et du poignet (douleurs de trajet). Mais il doit penser aussi à une possibilité de sinusite, du côté gauche surtout (le méridien se termine par un point situé à la base de l'aile du nez côté opposé) et encore à l'existence de démangeaisons sur le corps (couplage « GI »-poumon = peau). Ses questions suivantes doivent porter sur l'existence ou non de constipation, afin d'éliminer ou non une perturbation de l'énergie de l'entraille.

Constipation, démangeaisons, sinusite, etc., on est loin, semble-t-il, de l'épaule. Et pourtant, dans l'optique acupuncture, tout est lié.

22 **Soucis, surmenage : attention aux troubles circulatoires des membres inférieurs**

C'est le *méridien de la « rate » ou « Rt »,* couplé avec celui de l'« estomac » ou « E », qui est concerné ici. Sur lui, on aura une action au niveau psychique — pensée, intelligence —, d'où son importance dans les dépressions, et au niveau physique : la circulation du sang.

Personne, en acupuncture, ne s'étonne que le président Nixon, après l'affaire du Watergate, ait fait une phlébite. Le moins que l'on puisse dire c'est que cette affaire lui a apporté des soucis, un surcroît de soucis auquel son organisme n'a pu faire face. Il y a donc eu blocage par excès de l'énergie de la « rate ». Deux possibilités alors : soit troubles psychiques avec tendance dépressive, soit, si le psychisme est particulièrement solide, troubles dans l'aspect physique des fonctions de la rate : donc troubles circulatoires, varices, gonflements des jambes, phlébite par exemple.

La meilleure façon de traiter serait, avant l'apparition des signes de blocage, c'est-à-dire au stade soucis, de stimuler fortement le point TSRI du méridien « rate ». Celui-ci, dans de semblables circonstances, est souvent très sensible, voire douloureux à la pression. Sa puncture permet de lever le blocage. Que se passe-t-il en réalité, par quel phénomène chimique ou biologique la stimulation de ce point a-t-elle une telle action ? Nul, dans l'état actuel de nos connaissances, ne le sait. Cependant, le raisonnement acupuncture aurait permis d'éviter les complications circulatoires ; n'est-ce pas là l'essentiel ?

23 Comment soigner un torticolis

Le *méridien de l'« intestin grêle » ou « IG »*, couplé avec le méridien du « cœur » ou « C », permet une action sur toutes les affections liées à une mauvaise digestion. Par ailleurs, il gouverne l'audition ; d'où son importance dans le traitement des surdités. Il intervient également dans les torticolis. Un exemple : un coup de froid survient au cou, sur le trajet du méridien intestin grêle. Le froid, en acupuncture, est considéré, s'il est trop intense, comme une énergie *perverse* — on dit « stress » de nos jours — qui envahit le méridien, le mettant en *plénitude*. Il y a contracture, c'est le torticolis. Il faut donc, pour faire disparaître ce dernier, rendre au méridien sa fonction normale, c'est-à-dire *disperser*, faire circuler, répartir différemment cette énergie *perverse* qui envahit tout.

Il suffit pour cela de poser des aiguilles en dispersion, localement, et d'« accélérer » le passage normal de l'énergie. De cette façon, un torticolis est levé, le plus souvent, en quelques minutes.

24 Comment traiter un lumbago en stimulant des points sur le pied

Il s'agit ici du *méridien de la « vessie » ou « V »*, couplé avec le méridien du « rein » (Rn).

Un lumbago, en acupuncture, est consécutif à l'invasion par *énergie perverse* froid + humidité de la région lombaire. Ce nouvel apport d'énergie s'ajoute à celle du méridien de la « vessie », trop faible pour lui résister, et forme ainsi une *plénitude* avec sa traduction clinique : contractures musculaires et douleurs.

Pour traiter, on peut disperser localement la plénitude d'énergie par la pose d'aiguilles sur l'endroit douloureux ; mais on peut se contenter d'agir à distance en stimulant des points situés à l'extrémité du méridien aux pieds et éventuellement un autre point situé en arrière du genou.

A la limite, sans faire déshabiller le malade, on doit pouvoir traiter un lumbago... et cela en une, voire deux séances. N'est-ce pas là une façon plus élégante et combien plus efficace que d'administrer des décontracturants et de prescrire huit jours de repos au lit avec des frictions locales biquotidiennes ?

Précisons également qu'avec le méridien de la « vessie », on a une action sur les fonctions urinaires, la vue, le système nerveux central et parasympathique ainsi que sur chaque viscère. On conçoit la complexité du choix de ces points selon le but recherché.

25 Vésicule biliaire fatiguée : attention à la cellulite en culotte de cheval

Le *méridien du « foie » ou « F »*, couplé avec le méridien « vésicule biliaire » ou « VB », permet d'agir sur les muscles, les ongles, les mauvaises odeurs et sur la sexualité. D'un point de vue psychique, il correspond à l'*extériorisation*. Que peut également révéler la présence de cellulite sur le trajet du méridien « F » ou « VB » ?

Prenons comme exemple la cellulite. D'après la théorie acupuncture : un amas de matière — *Inn* —, en l'occurrence de liquide organique et plus particulièrement de cellulite en un point, traduit une insuffisance d'énergie et vice versa (car un excès de *Inn* se traduit forcément par une insuffisance de *Yang*). Ce qui veut dire que toute personne présentant un amas cellulitique de l'angle interne du genou a probablement une insuffisance foie ; de même que celle qui présente une cellulite « culotte de cheval », sur le trajet du méridien vésicule biliaire, a probablement une insuffisance vésicule biliaire. Ce n'est pas par hasard que la cellulite s'est installée à ces endroits. De la même façon, en cas de constipation, il y aura cellulite sur l'abdomen : sur le point héraut du gros intestin, le 25E situé au bord externe du muscle grand droit au niveau de l'ombilic. D'où des incidences sur le traitement des causes de la cellulite, et sur l'hygiène alimentaire qui permet de les éviter.

26 Comment, longtemps après une grande peur, on devient fragile de la gorge

On parlera ici du *méridien « rein » ou « Rn »* qui, couplé avec le méridien « vessie » ou « V », intervient pour la fatigue, les affections de la gorge, les douleurs osseuses, les gênes à la plante des pieds.

D'après les analogies des cinq éléments, le sentiment en rapport avec les reins est la peur. Ainsi, une grande peur, une « trouille » immense par exemple, entraîne un blocage immédiat de l'énergie du méridien. Le sujet reste paralysé, a froid partout, se met en vide d'énergie et (comme le méridien remonte jusqu'aux cordes vocales, à la gorge) reste sans voix ; il peut même, dans sa frayeur, uriner. Dans un deuxième temps, le blocage s'est installé, la peur n'est plus qu'un mauvais souvenir, mais l'énergie du méridien n'est toujours pas harmonieusement rétablie. On trouve parfois des douleurs sous le pied, inexplicables de façon classique, et à la pression, souvent, une douleur au talon. Le sujet devient fragile de la gorge, le moindre froid aux pieds provoque une angine (toujours le trajet du méridien), la voix a changé de tonalité, un déséquilibre s'installe avec frilosité (le froid est l'énergie normalement métabolisée par le rein) et peur. A la longue pourrait survenir une affection plus profonde, des calculs rénaux par exemple.

Une seule aiguille ou stimulation répétée au talon peut, même vingt ans après, débloquer le tout et remettre le méridien dans sa résonance primitive et le sujet mieux dans sa peau... Et cela « marche », c'est même classique en acupuncture.

27 Les maux de tête dans la « gueule de bois »

En agissant sur le *méridien de la « vésicule biliaire » ou « VB »* couplé avec celui du « foie » ou « F », on aura une action sur les troubles digestifs, les vertiges et les céphalées.

Tout homme qui se connaît une petite faiblesse foie-vésicule biliaire redoute les lendemains de fête. Un bon repas un peu trop plantureux, un peu trop arrosé, déborde très vite son activité vésicule biliaire. Sa « gueule de bois » à lui sera plus interne, avec douleurs aux yeux, à l'angle externe de l'œil surtout, maux de tête sur les tempes qui « battent », la nuque devient douloureuse, surtout sur les côtés à la base du crâne. Viendront s'y ajouter nausées, voire vomissements.

En fait, la fonction organique *Inn* de la vésicule biliaire est devenue insuffisante pour faire face à l'excès alimentaire ou de boisson ; le *Yang* « s'échappe » — par définition, il monte et suit le trajet du méridien vers le haut. C'est pourquoi, pour les Chinois, il y a des céphalées, des migraines, et pourquoi ces céphalées sont de préférence latérales, voire occipitales, mais non frontales ou médianes ; le méridien VB ayant un trajet temporo-occipital à la tête.

La bonne façon d'agir sur l'énergie

Techniques d'examen et de traitement

L'examen du malade

28 Quelles sont les huit règles ?

En acupuncture, tout symptôme, tout syndrome, voire tout individu peut être « étiqueté » d'après huit lois fondamentales : les « huit règles ».

Les deux premières façons de classer ce qu'on observe se font d'abord dans l'aspect *Inn* ou *Yang*.

Puis, selon « six » autres règles : le vide, le froid, l'intérieur qui se trouvent dans le *Inn*, la plénitude, le chaud, l'extérieur qui sont dans le *Yang*.

Inn et Yang

C'est dire que la classification *Inn* ou *Yang* s'applique à tout ce qui existe, y compris aux six autres qualifications ou « règles ».

On peut ainsi classer le malade, la maladie et le symptôme.

Vide et plénitude

Il s'agit de la version quantitative de la bipolarité *Inn-Yang*.

La caractéristique du *vide* se traduit par un manque d'énergie, une fatigue, et correspond à une sensation de froid, une faiblesse, une fragilité.

A l'opposé, sera considéré en *plénitude* d'énergie

CARACTÉRISTIQUES	INN	YANG
Malade	• beaucoup de matière, peu d'énergie • obèse • lent • indolent • sédentaire • lymphatique • faciès pâle • regard doux • atone • extrémités froides • peau sèche	• beaucoup d'énergie • mince • vif • sportif • toujours en mouvement • dynamique • faciès coloré • regard vif • expressif • extrémités chaudes • transpiration facile
Maladie	• sensation de froid • pas de sensation de soif • quiétude • respiration faible • urines claires, pâles	• sensation de chaleur • sensation de soif • inquiétude • respiration forte • urines foncées
Symptôme (exemple)	*douleur :* • sourde • profonde • lancinante • continuelle	*douleur :* • fugace • superficielle • rapide

tout dysfonctionnement, correspondant en général à une douleur.

D'une façon générale, on tonifie un vide, on disperse une plénitude.

Froid - chaleur

Il s'agit de la version qualitative de la bipolarité *Inn-Yang.*

Par *froid*, on qualifie bien sûr tout dérèglement énergétique qui se traduit par une sensation de froid, de frissons, mais aussi une notion d'immobilité, de stase ; le froid ralentit l'énergie. Sont qualifiées froides les maladies où les urines sont abondantes, claires, les selles molles ou en diarrhée, les membres glacés ou contracturés, le teint pâle, la langue blanchâtre, il n'y a pas de soif...

A l'opposé, sont qualifiées *chaleur* les maladies où il y a accélération de l'énergie, soif ; on réclame de l'eau fraîche ; il y a constipation. Les membres sont chauds ou agités, le faciès rouge, la langue jaunâtre... Sont rattachées à chaleur toutes inflammations (rougeur, chaleur, douleur).

Intérieur et extérieur

L'origine du trouble peut être qualifiée *extérieure* si elle vient du « ciel », c'est-à-dire de ce qui nous entoure (froid, humidité, sécheresse, vent, chaleur d'origine cosmique) ou *intérieure* si elle vient d'une perturbation alimentaire ou psychique.

Dans la dialectique *Inn-Yang*, l'extérieur est plus *Yang*, plus fugace, plus facile à traiter.

Ainsi, globalement, sans connaître la causalité profonde de tout dysfonctionnement, par les huit règles, le médecin acupuncteur est arrivé à étiqueter malade-maladie et symptôme, qui sont toujours :

— globalement : ou *Inn* ou *Yang*,
— quantitativement : ou vide ou plénitude,
— qualitativement : ou froid ou chaleur,
— et d'après la topographie et l'origine du trouble : ou intérieur ou extérieur.

L'attitude thérapeutique en découle déjà. Reste à comprendre comment on en est arrivé là, c'est-à-dire le pourquoi du dysfonctionnement visible. D'où l'importance de l'interrogatoire.

29 Un principe : rechercher l'origine du mal

Dès la première consultation, par l'interrogatoire, le médecin apprend à connaître son malade.

Dans un premier temps : quel est le symptôme qui amène à consulter ? Il lui faut le préciser selon les huit règles.

Puis, quel est l'individu porteur de ce symptôme ? — toujours à définir selon les huit règles. Quelles sont ses tendances actuelles ? ses goûts, sa façon de vivre, de penser, de manger ? En un mot, quelles sont toutes les forces, les énergies qui entourent actuellement l'individu et son symptôme ?

Dans un troisième temps : comment en est-on arrivé là ? Depuis quand le symptôme considéré est-il survenu ? Et comment était l'individu à l'époque ?

LA FAÇON DE CONCEVOIR UNE MALADIE SELON LES HUIT RÈGLES

Un exemple : une migraine.

- Est-elle *inn* (continuelle, profonde, lancinante, sans à-coups) ?
  ou *yang* (intense, fulgurante, passagère, fugace) ?
- Est-elle *vide* (impression d'insuffisance d'énergie, les yeux qui piquent, améliorée par massage ou pression) ?
  ou *plénitude* (sensation de tête qui va éclater, ne supporte aucune pression, aucun chapeau, aucun massage) ?
- Est-elle *froid* (ce qui veut dire aussi stagnante, sans irradiation, améliorée par la chaleur) ?
  ou *chaleur* (améliorée par l'application d'une vessie de glace, avec sensation de chaleur dans toute la tête) ?
- Est-elle *intérieure* (c'est-à-dire dans la profondeur du crâne, de par sa localisation), ou d'origine interne en rapport avec le dérèglement d'un organe ou d'une entraille : foie, vésicule biliaire, gros intestin, etc. ?
  ou *extérieure* (c'est-à-dire de localisation superficielle sur le trajet d'un méridien principal ou curieux) ou d'origine extérieure, avec des variations selon ce qui se passe à l'extérieur du corps, le temps qu'il fait, le froid, le vent ? etc.

A ce moment, la migraine est « étiquetée ». Il ne reste plus qu'à en rechercher la cause précise.

Quels étaient ses soucis, son hygiène de vie, ses autres maladies ? On remonte ainsi jusqu'au moment où tout était harmonieux, en parfaite santé. Pour certains, il faut savoir remonter jusqu'aux ascendants, car ils sont porteurs de dérèglements héréditaires.

S'il y a perturbation, elle est énergétique ; cela a obligatoirement un début et une cause à déterminer : psychique, physique ou autre. Ensuite, tout en découle, un dérèglement amène une réaction, puis un deuxième dérèglement, etc., jusqu'à l'état actuel.

Il est très important pour le traitement de connaître la cause première, le « stress » initial. Souvent, par stimulation d'un point, même vingt ans après, on peut contribuer à en atténuer ou faire disparaître les effets sur l'organisme. Et tout rentre dans l'ordre, puisque c'est la loi normale.

La seule limite est la lésion : déformation osseuse, tumeur, ulcération, modification d'un vaisseau, etc. L'action de l'acupuncture est alors dépassée.

Compte tenu de l'étiquetage du symptôme et de l'individu selon les huit règles et de la détermination du trouble initial, le médecin a alors suffisamment d'éléments pour poser une hypothèse de traitement. Il ne lui reste qu'à la confirmer par l'examen du malade :

— d'abord en Occidental : il est médecin avant tout et il faut éliminer toute lésion ;

— ensuite à l'orientale, où il doit voir, écouter et sentir, prendre le pouls.

30 Comment le médecin acupuncteur vous voit-il ?

En faisant appel, par exemple, aux *analogies des cinq éléments*, il arrive à préciser votre tendance énergétique du moment, d'après l'observation des goûts, de la couleur, des vêtements, de la façon de vous tenir...

On a pu regrouper différentes caractéristiques selon cinq portraits. En voici la présentation :

— Font penser à l'*élément feu* les personnages un peu rougeoyants, joyeux, bons vivants, qui font beaucoup de bruit, parlent fort, sont très *Yang*, circulent facilement parmi les autres. Attention pour eux aux maladies du cœur !

— Font penser à l'*élément terre* les personnes calmes, réfléchies, d'allure posée, heureuses là où elles sont, un peu perfectionnistes, de bon conseil, avec une tendance intellectuelle, voire volontiers anxieuse. Elles aiment s'habiller ou s'entourer de jaune-marron. Souvent, elles sont attcintes de troubles de l'« humidité », un peu de cellulite, les jambes qui gonflent par exemple...

— A l'*élément métal* correspondent plutôt un homme ou une femme un peu tristes, souvent habillés de blanc, maigres, secs, à la voix métallique un peu cassant. Intériorisant tout, volontiers mélancoliques, musiciens aimant veiller tard le soir. Souvent on note une atteinte du poumon, des troubles de ventilation respiratoire, quelquefois des maladies de peau.

— A l'*élément eau* se rattachent les personnes très *Inn*, un peu renfermées, capables de mutations secrètes que personne ne soupçonne, volontiers peureuses, frileuses, aimant le noir, avec l'appréhension des choses. Souvent des angoisses à la gorge et des angines fréquentes (le méridien rein passe à la gorge), leur faiblesse est le rein.

— A l'*élément bois* correspondent les impulsifs, coléreux, extériorisant facilement, qui démarrent les choses, se lèvent tôt, ne supportent pas l'injustice, s'entourent de vert, de bleu. On redoute pour eux toute atteinte hépatique.

Par l'*examen de votre visage*, le médecin acupuncteur peut également déceler un trouble d'organe. Une analogie a été faite entre les régions du visage et les cinq organes.

Ainsi, une perturbation de l'« énergie-cœur » peut se lire entre les yeux, celle de l'« énergie-poumon » sur la joue droite, celle du foie sur la joue gauche, de la rate sur le nez et du rein sur le menton.

De même, *la langue* a pu être divisée en cinq zones selon le même principe :
— la base correspond aux reins (Rn),
— le bout, au cœur (C),
— le milieu, à l'estomac (E),
— les bords au milieu, à la rate (Rt),
— les côtés à la pointe, au foie, à la vésicule biliaire (F-Vb).

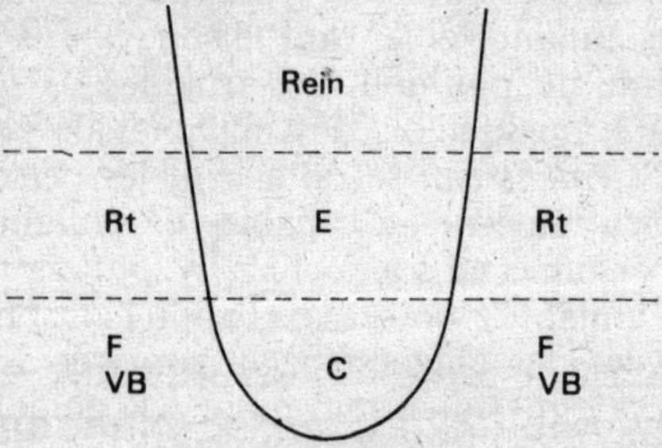

On sait qu'une analogie est possible entre les couleurs et certaines des huit règles. Ainsi : froid = noir ;

chaleur = rouge ; vide = blanc ; plénitude = jaune. Une extrémité de langue jaune rougeoyante fera alors penser à une plénitude de chaleur au cœur, etc.

La consistance de la langue, l'observation de l'enduit qui la recouvre, etc., sont également à considérer.

Au niveau de la langue pathologique par exemple, on a pu décrire des langues enflées, minces, très enflées, tremblantes, très molles, humides, sèches, etc. Les « enduits » de la langue ont énormément d'importance : leur couleur, leur consistance... Il y a ainsi une multitude de combinaisons possibles.

L'*examen des yeux* peut également orienter le diagnostic : qualité du regard, existence ou non de petits vaisseaux sur la cornée...

Nez, lèvres, dents, ongles, cheveux, poils, tout doit être examiné dans cette perspective, et toutes les observations recueillies doivent concorder pour étayer l'hypothèse initiale venue de l'interrogatoire.

Une mention à part est à faire à l'importance accordée aux *cicatrices cutanées ou profondes* qui peuvent être sur le trajet des méridiens. C'est là un obstacle générateur de bien des dérèglements inexplicables autrement.

31 Pourquoi savoir bien écouter et sentir est nécessaire en acupuncture

En médecine chinoise, *sentir* et *écouter* se complètent. Il ne s'agit là que de percevoir des manifestations un peu différentes de la même énergie vitale. On a pu parler ainsi d'« odeur de l'énergie » ou de « sons de l'énergie ».

Savoir écouter

En acupuncture, où l'on observe tout de façon globale, le « son de l'énergie » se manifeste à la voix, à la respiration, à la toux, avec ou sans expectoration, aux hoquets, aux éructations. Comme n'importe quel signe fonctionnel, ce « son » sera classé selon les huit règles. Ainsi, une voix sonore, métallique, sera *Yang, plénitude*, signe d'affection externe ; au contraire, une voix basse, taciturne, en chuchotement, sera *Inn, vide*, signe d'atteinte par maladie du froid ou par maladie d'origine interne.

Les renseignements donnés par le son peuvent être encore précisés d'après l'analogie des cinq éléments :

— une toux sèche sera un signe d'atteinte pulmonaire (sec = métal = poumon = automne, etc.) ;

— une toux humide évoque plutôt une origine rate (car rate = humidité).

Bien entendu, le médecin acupuncteur, de par sa formation occidentale, ajoutera l'auscultation des bruits du cœur et de la ventilation pulmonaire.

Savoir sentir est oublié maintenant dans nos régions.

Il y a cent ans, pourtant, l'odeur des urines, des excréments ou de la transpiration faisait partie des signes permettant de reconnaître quelques-unes des maladies. Les humoristes et critiques du XIXe siècle se sont assez moqués du médecin en train de humer d'un air docte et sentencieux un doigt préalablement trempé dans l'urine de son patient.

En acupuncture, on attache encore un certain intérêt aux « odeurs de l'énergie ». Normalement, une personne en bonne santé n'a pas d'odeur. Toute odeur, donc, est anormale et peut être également classée comme n'importe quel signe fonctionnel, toujours selon les huit règles.

32 Comment le médecin se renseigne-t-il par le palper ?

Pour le médecin acupuncteur, la palpation est un temps essentiel de l'examen du malade. Outre les renseignements connus de la médecine occidentale, elle lui permet de juger de l'état des méridiens et des organes.

Normalement, aucun point du corps ne doit être douloureux, ni même présenter une sensibilité différente à la pression du doigt.

Aussi, lorsque l'attention est attirée par *une douleur spontanée*, il convient de préciser la topographie de celle-ci, notamment au palper léger, profond, puis de la localiser par rapport à tel ou tel point d'acupuncture, tel ou tel méridien.

Habituellement, toute douleur implique plénitude, quelle que soit son origine : blocage, stase ou excès d'énergie. Le simple fait d'appuyer du doigt sur cette plénitude augmente la douleur, notamment à l'endroit le plus perturbé.

S'il n'existe pas de douleur spontanée, il faut savoir, en fonction de l'hypothèse soulevée par l'entretien, retrouver à la pression les points qui devraient être en plénitude, donc sensibles.

Il en est ainsi de certains points qui deviennent forcément sensibles si l'organe ou l'entraille correspondant est en dysfonctionnement énergétique ; les points Mo ou hérault par exemple.

33 Que sont les « pouls » chinois ?

L'étude des pouls, en Chine ancienne, n'a été pendant très longtemps que la seule façon de *porter un diagnostic.*

Sur les personnages importants ou tout simplement sur une femme, le médecin n'avait pas le droit de poser la main. Il y eut même une époque où le patient ou la patiente qui venait consulter restait derrière un rideau. Seuls dépassaient par des ouvertures appropriées les deux poignets et les mains. Cela devait suffire au diagnostic.

Selon la bonne logique du raisonnement chinois, tout se retrouvant dans tout, il devait être possible, de par le seul examen des poignets et des mains, d'en déduire les perturbations énergétiques de l'ensemble du corps. Certes, cela ne facilitait pas la tâche, mais ce fut l'origine de l'extraordinaire développement de l'étude des *pouls radiaux.*

Ceux-ci ne sont que la résultante d'une combinaison d'énergies qui vibrent sous douze résonances principales ; logiquement, on doit retrouver là *le reflet de l'état des douze méridiens* ou plus exactement *des organes et des entrailles correspondants.*

C'est un peu de la même façon, d'ailleurs, qu'à

EMPLACEMENTS ET CORRESPONDANCE DES POULS CHINOIS

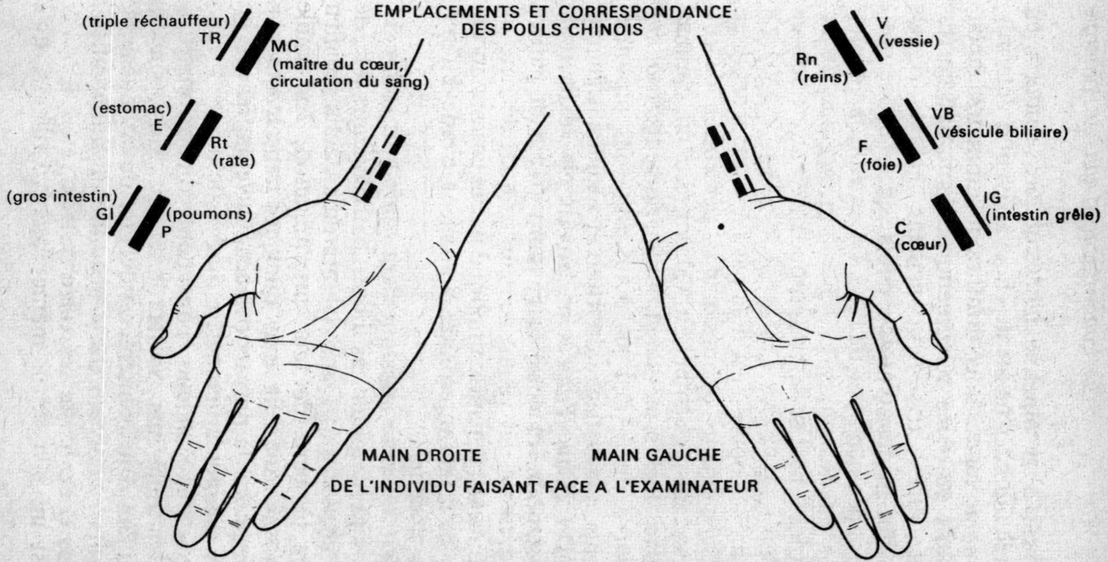

Les traits épais indiquent les pouls ressentis en profondeur, lorsqu'on appuie du doigt sur l'emplacement. Ils correspondent à un organe ou à une fonction Inn.

Les traits fins indiquent les pouls ressentis en superficie, lorsqu'on relâche le doigt après avoir appuyé. Ils correspondent à une entraille ou à une fonction Yang.

l'extrémité d'un pipeline les techniciens modernes, d'après l'étude des ondes de choc, arrivent à déterminer l'emplacement, à des dizaines de kilomètres de là, d'une fuite où d'une perturbation dans le passage du pétrole.

Ainsi furent décrits douze pouls, six à chaque poignet, groupés deux par deux (*Yang* et *Inn*, là encore) sur trois emplacements. Le schéma (p. 79), plus qu'un long exposé, précise la correspondance entre pouls et méridiens.

Prendre les pouls n'est déjà pas facile mais analyser les renseignements donnés par la perception de ces pouls devient plus difficile. D'abord, ceux-ci, comme n'importe quel signe fonctionnel, doivent *répondre aux huit règles*. Ainsi les pouls *Inn* sont profonds (intérieur), courts (signe de froid) et rugueux (signe de vide). Les pouls *Yang* sont superficiels (extérieur), longs (signe de chaleur) et glissants (signe de plénitude).

Le tout est bien sûr compliqué par la perception du *rythme* qu'il faut interpréter. *Inn* : lent, froid ; *Yang* : rapide, chaleur.

En fait, on note classiquement vingt-huit sortes de pouls, sans compter les pouls pathologiques et les pouls aberrants... Dans la pratique, étant donné l'aspect subjectif de leur interprétation, les pouls radiaux ne donnent que quelques renseignements élémentaires à la plupart des acupuncteurs, mais cela suffit à orienter utilement le diagnostic.

Il existe par ailleurs neuf pouls dits révélateurs situés en différents points du corps. Ainsi, sur la tempe, l'un d'eux renseigne sur l'état de la bouche et des dents, au niveau de la cheville, un autre reflète l'état de l'énergie du méridien du rein, etc.

Techniques de traitement

34 Quelles sont les conditions pour réussir un traitement ?

L'acupuncture n'est pas une panacée. Quand son indication est posée, on ne demande pas au patient d'y croire ou de ne pas y croire, mais de respecter un certain nombre de règles élémentaires, faute de quoi les résultats peuvent être compromis.

Avant tout — et c'est le domaine du médecin acupuncteur — il convient de déterminer *la programmation adéquate.*

Interrogatoire, examen direct (inspection, palpation, auscultation) et renseignements fournis par les examens complémentaires (radio, laboratoire, électrocardiogramme ou autres...) sont un préalable indispensable.

Puis, en vertu du raisonnement chinois, on déduit la localisation des points à puncturer. Un traitement acupuncture d'une ou plusieurs séances est proposé.

A chaque séance, le patient doit venir en confiance. On lui demande de se déshabiller et de s'allonger en slip sur un lit d'examen confortable. Il existe des tables spéciales qui permettent différentes positions :

allongé sur le dos ou le ventre, couché sur le côté, demi-assis ou assis.

L'environnement doit être calme, avec une possibilité de demi-pénombre, sans bruit, sans vibrations venant de l'extérieur. On ne fait pas d'acupuncture pendant un orage par exemple. Pour reprendre le mode de raisonnement à l'orientale, le sujet, partie intégrante de la nature, doit s'harmoniser avec elle le plus possible sans qu'aucun phénomène extérieur ne vienne troubler sa quiétude.

Les aiguilles sont posées, aux points choisis, quelquefois des moxas (stimulation d'un point par la chaleur), voire des saignées, des ventouses ou autres techniques (électricité, massages, etc.).

Quelques-unes de ces techniques sont très rapides (quelques minutes), d'autres nécessitent le « travail de l'aiguille ». D'autres fois, les aiguilles sont laissées en place jusqu'à quarante-cinq minutes. Le patient doit à ce moment essayer d'être le plus « végétatif » possible. On lui demande de « ne penser à rien », la meilleure façon étant pour lui de centrer son attention sur le temps abdominal de la respiration. Si la séance doit être longue et que le sujet s'endort, c'est presque l'idéal.

Après la séance, les aiguilles étant retirées, tout peut encore être compromis.

On insiste beaucoup sur le calme des quelques heures qui suivent : pas d'alcool pendant vingt-quatre heures (pas même un verre de vin avec le fromage), pas de repas plantureux, pas de rapport sexuel, pas de compétition sportive, tout cela dans les huit heures qui suivent la séance. L'idéal serait de faire une sieste suivie d'une courte promenade.

Très souvent, au décours immédiat de la séance, le sujet est un peu fatigué. Quelquefois, si la séance est longue — et c'est le cas des traitements pour désintoxication du tabac, par exemple —, il a l'impression, pendant les premières minutes, d'être dans un « état second ». Aussi, nous recommandons toujours quelques pas à pied avant de reprendre le volant... Cet état ne dure pas.

D'ailleurs, dès le lendemain, toute activité peut être reprise normalement.

Combien faut-il de séances ? Cela dépend essentiellement de la nature du dysfonctionnement à harmoniser. Quelquefois, une seule séance suffit ; d'autres fois, il en faut une vingtaine ou plus. En moyenne, en quatre ou cinq séances étalées sur un mois, un bon acupuncteur doit faire céder la plupart des dérèglements. Quitte à faire un rappel de temps à autre, pour des états chroniques. Ce n'est que dans des cas bien particuliers que le malade doit être revu quotidiennement quatre à cinq fois de suite pour une « affection aiguë », ou deux fois par semaine, pendant des mois, pour certaines affections neurologiques ou des surdités.

En règle générale, le but n'est pas de faire beaucoup de séances mais de rétablir l'équilibre normal.

35 Existe-t-il des « traitements recettes » ?

Par définition, dans l'acupuncture traditionnelle, c'est *une aberration de parler de « points recettes ».*

Les réponses aux questions qui précèdent n'ont pas manqué de donner conscience au lecteur que la médecine par acupuncture est une discipline vraie qui nécessite des études et un apprentissage. Comme toute technique, elle ne s'accommode pas de l'approximatif ; d'où il résulte qu'elle ne fournit pas de « trucs » ni de « recettes miracles ».

Il n'y a pas d'acupuncture profane.

A chaque malade correspond un traitement spécifique

Si, pour un certain nombre de symptômes ou de syndromes résultant de mêmes facteurs survenant dans les mêmes conditions, il est décrit des « bases générales » de traitement, c'est à l'acupuncteur de savoir les adapter au cas unique que représente son patient.

Tenant compte de la localisation des points d'acupuncture, on a tenté de pratiquer la *stimulation de ces points approximatifs, de leur zone, par pression du doigt (digitopression).* Il s'agit là d'une pratique que les Chinois, pendant les millénaires de leur observation et de leur expérimentation, n'ont pas réellement accueillie. Étant approximative, en toute logique elle ne peut avoir qu'une efficacité réduite.

Toutefois, compte tenu de certaines zones stimulées et du renfort psychique apporté par la confiance, on ne peut exclure que cette pratique puisse avoir une certaine part d'efficacité. C'est dans cet esprit, et cet esprit seulement, que nous conseillerons la stimulation de quelques points, et encore dans des cas bien précis.

UN EXEMPLE :
POURQUOI CONSEILLER LA STIMULATION
DU « 4GI »

Ce point situé entre le pouce et l'index (voir schéma p. 126) commande l'énergie du méridien gros intestin. C'est le point source, c'est-à-dire qu'il relance l'énergie, mais sans influer sur sa qualité. Aussi peut-on l'utiliser dans nombre de programmations.

De par le trajet du méridien, l'énergie GI irrigue la face, arrive aux ailes du nez, puis, passant aux joues, se poursuit dans le méridien estomac qui part justement des joues.

Ainsi, grossièrement, toute perturbation de l'énergie au niveau de la face, et par là même jusqu'au crâne, peut être plutôt améliorée par la relance des propriétés du 4GI, que ce soient des maux dentaires, une sinusite, une névralgie faciale, une céphalée, etc.

La stimulation peut donc en être conseillée... mais en aucune façon cela ne constitue une « recette » précise de traitement.

La vraie programmation acupuncture associera ce 4GI à d'autres points, en fonction du symptôme, de son origine, de l'état de l'individu, de son passé et de tout ce qui l'entoure actuellement.

36 Quelles sont les aiguilles et comment les utiliser ?

Ce qui est important en acupuncture, ce n'est pas seulement l'instrument, l'aiguille, mais surtout la façon dont on veut stimuler un point.

Les textes les plus anciens font mention d'aiguilles

en bambou ou de grosses épines d'arbustes. Puis, au fur et à mesure, on préconisa quatre, puis cinq, puis neuf sortes d'aiguilles. Au XIXe siècle, lorsque les premiers Européens relatèrent les observations qu'ils avaient faites en Chine, on insista sur les aiguilles d'or qui « tonifiaient », les aiguilles d'argent qui « dispersaient ». On trouve encore en France des médecins qui attachent de l'importance à la qualité du métal utilisé. En fait, il semble bien que ce soit sans valeur scientifique. On utilisait or et argent tout simplement selon la dignité du « mandarin » ou du « marchand » que l'on traitait.

Actuellement, aussi bien en Orient que chez nous, on utilise des aiguilles d'acier. Leur longueur varie de un à trente centimètres, leur diamètre de 20/100 à 40/100 de millimètre. Un manchon fait d'un enroulement d'acier ou de cuivre ou de laiton permet de les bien tenir en main. Dans la pratique, on utilise surtout des aiguilles de deux à huit centimètres de long.

Le point étant localisé, on tend la peau superficiellement et *on pique l'aiguille* en commençant théoriquement toujours par les points les plus Yang, c'est-à-dire les plus proches de la tête, puis ceux du dos, les points du côté gauche avant ceux du côté droit.

On « tonifie », on « renforce » la propriété du point puncturé en enfonçant l'aiguille dans le sens de l'énergie méridien, avec un mouvement de rotation dans le sens des aiguilles d'une montre. Le tout pendant le temps expiration de la respiration du sujet.

On « disperse », on répartit différemment l'énergie en procédant exactement à l'inverse, à contre-courant de l'énergie du méridien, en tournant l'aiguille en sens inverse des aiguilles d'une montre, pendant l'inspiration.

Par ailleurs, selon le point, selon l'effet recherché, selon l'âge du sujet et le moment (dans la journée, dans la saison), l'aiguille est plus ou moins enfoncée, de quelques millimètres à trois ou quatre centimètres.

Dans certains cas exceptionnels, il faut savoir littéralement « embrocher » le méridien sur dix, quinze, voire vingt centimètres... Et cela n'est pas, ne doit pas être douloureux.

Par la suite, la *durée* pendant laquelle l'aiguille est laissée en place varie selon l'effet recherché : de quelques secondes (comptées en nombre de respirations du sujet) à une demi-heure, voire plus dans certains cas. Il existe même des aiguilles qu'on laisse à demeure pendant plusieurs jours.

Quant au *nombre d'aiguilles* piquées simultanément, il ne devrait jamais dépasser une vingtaine, l'idéal étant six ou sept. Selon les Anciens, peut-être même une seule...

Il faut d'ailleurs savoir *« travailler » cette aiguille*, c'est-à-dire relancer la stimulation recherchée du point en manipulant l'aiguille, soit en la faisant pivoter sur son axe de droite à gauche, soit en lui impliquant un mouvement de va-et-vient de la profondeur à la superficie. Souvent, ces deux mouvements sont combinés et absolument nécessaires lorsqu'on recherche une stimulation « forte », en anesthésie par exemple. C'est peut-être là une des raisons du peu de succès des anesthésies acupuncturales en France : s'agissant d'une manipulation continue, il faut en effet une patience d'Oriental pour « travailler » les aiguilles pendant toute la durée d'une intervention qui peut se prolonger deux ou trois heures.

37 Qu'est-ce qu'un moxa ?

Le principe de l'application d'un moxa ou moxibustion repose sur l'utilisation de la chaleur pour stimuler un point d'acupuncture. On approche quelque chose de chaud de ce point, soit en recherchant une brûlure, soit tout simplement une rougeur de la peau.

D'après la tradition, il existe quatre façons de chauffer un point :

— *Le moxa direct.* On pose directement sur le point choisi un petit peu de poudre d'armoise qui forme une sorte de cône, une petite pyramide. La poudre d'armoise ou amadou est préparée avec les feuilles desséchées de la plante, finement broyées. On met le feu à la partie supérieure du cône, la poudre se consume lentement. Dès que le patient ressent la chaleur et une légère douleur, on enlève le cône pour en mettre un autre, et ce jusqu'à ce que la peau devienne rouge. Parfois, on recherche même la brûlure : on laisse le cône se consumer jusqu'à extinction ; il se forme une ampoule qui suppure, laissant une cicatrice.

En France, il est inconcevable de proposer ce genre de stimulation cutanée. La douleur ressentie à la brûlure ferait faire des mouvements au patient ; d'où d'autres brûlures...

— On préfère alors éventuellement utiliser les *moxas indirects.* Toujours d'après la tradition, on intercale, entre le petit cône d'armoise et la peau, une protection. Il peut s'agir d'une tranche de racine de gingembre ou de gousse d'ail. Ce procédé permet bien entendu d'éviter la brûlure... Une protection de sel fin serait également utilisée en cas de moxa du point situé sur le nombril. On remplit ainsi l'ombilic de sel, on y ajoute une rondelle de gingembre, puis le cône de poudre d'armoise que l'on fait consumer ! Ce serait indiqué dans certains traitements d'urgence : baisse de tension notamment. Mais aujourd'hui, pour ces cas graves, le médecin français dispose heureusement d'autres armes thérapeutiques.

— Personnellement, je n'ai jamais utilisé les moxas par cône d'armoise, avec protection ou non. Comme la grande majorité des acupuncteurs, je me sers des *bâtonnets d'amadou d'armoise.*

Il s'agit d'une espèce de cigare de vingt centimètres de long sur un centimètre de diamètre, fait de poudre d'armoise. On enflamme l'une des extrémités, qui rougeoie et se consume lentement en dégageant une assez forte chaleur.

Il suffit d'approcher cette extrémité incandescente à deux ou trois millimètres, sans jamais le toucher, du point d'acupuncture à chauffer pour obtenir, en répétant le geste plusieurs fois, une réaction rougeur de la peau.

C'est la façon la plus usuelle de « faire un moxa ».

— Une dernière technique, souvent utilisée aussi, consiste à faire *chauffer le manchon d'une aiguille* piquée au point considéré.

D'une façon générale, on a recours à la stimulation d'un point par moxa surtout en cas de vide « énergétique » (fatigues), également chez les personnes âgées et aussi dans le traitement de douleurs sourdes, profondes, d'arthrose par exemple. On s'en sert souvent chez l'enfant, où ils permettent l'excitation de certains points d'acupuncture d'une façon moins brutale que par aiguille. Dans la pratique, c'est une méthode utilisée, dans les deux dernières versions, quotidiennement par le médecin acupuncteur.

38 Saignées et ventouses peuvent-elles remplacer les aiguilles ?

Ce qui compte en acupuncture, ce n'est pas tant l'aiguille que le point considéré.

Aussi ce dernier peut-il être stimulé de multiples façons, parfois préférables à la technique classique de puncture ou de moxas.

On décrit ainsi :

— la technique de « fleur de prunier »,

— les saignées,

— les ventouses,

— l'injection de produits *in loco.*

On fera une place à part à l'électricité et aux techniques de massages auxquelles on pourrait rattacher la digitopression.

La technique de « la fleur de prunier ». Ce terme typiquement oriental veut décrire l'utilisation d'un martelet à multipointes (sept — de la même façon qu'il y a sept pétales à la fleur du prunier), qui est frappé avec plus ou moins d'intensité sur la zone à stimuler.

La frappe doit être précise, bien perpendiculaire à la peau, franche et brève, par petits coups, pendant trois à six minutes.

La stimulation est considérée comme « douce » jusqu'à apparition d'une légère rougeur de la peau, ou au contraire forte lorsque perlent quelques gouttes de sang.

On utilise cette technique surtout chez l'enfant, ou alors en association avec la pose d'aiguilles dans certains cas précis.

Le traitement par saignée n'est pas seulement le fait de l'acupuncture puisqu'on en fait mention dans tout le monde antique, notamment chez les Égyptiens. Depuis lors, on en a usé et abusé tout au long du Moyen Age jusqu'au siècle de Molière.

En médecine occidentale moderne, on ne l'utilise plus guère que pour le traitement bien précis de l'œdème aigu du poumon. Et encore, il s'agit d'une saignée globale, c'est-à-dire d'une ponction dans la veine, afin de retirer un volume de sang de plusieurs dizaines de centimètres cubes.

En acupuncture, la saignée est conçue différemment. Ce sont des points ou des zones qu'il faut superficiellement faire saigner. Quelquefois une goutte : *saignement ponctuel.* D'autres fois *saignement par l'incision*, avec une pointe de bistouri. Enfin, dans d'autres cas, il s'agit de faire *suinter* le sang sur toute une zone, le plus souvent par technique de « la fleur de prunier », ou de *puncturer des vaisseaux* par l'aiguille, et notamment de petits capillaires superficiels que l'on voit apparaître sous la peau dans certains troubles vasculaires.

Le traitement par ventouses, connu depuis la plus haute antiquité, est aussi très utilisé par les médecins chinois.

C'est là une méthode qui est familière aux plus âgés d'entre nous, car fort en vogue jusqu'au début de ce siècle, dans nos pays ; en cas de congestion ou d'encombrement pulmonaire, on appliquait des ventouses sur le dos du patient.

Le principe est simple. Un bout de coton enflammé brûle l'oxygène de l'air à l'intérieur d'une ventouse de verre appliquée sur la peau ; il y a de ce fait une dépression et gonflement par aspiration de la peau avec afflux de sang à la superficie, voire un véritable hématome.

Plusieurs techniques sont actuellement possibles. En effet, on peut utiliser :

— soit toute une série de petites ventouses le long d'un méridien ;

— soit une ventouse classique que l'on retire immédiatement après sa pose, ou au contraire qu'on laisse un bon quart d'heure ;

— soit une ventouse que l'on déplace lentement le long d'un méridien en un mouvement de va-et-vient, faisant une sorte de massage ;

— soit en associant une aiguille à demeure sur le point choisi, puncturé juste avant la pose de la ventouse ;

— soit après saignée ou scarification, ou stimulation « forte » jusqu'au sang par technique de « fleur de prunier ».

C'est là une méthode simple de stimulation cutanée, qui donne d'excellents résultats et qui est employée plus fréquemment qu'on ne le croit.

L'injection de produit au point d'acupuncture est, en comparaison, une technique toute nouvelle.

Le principe est de stimuler un point cutané en injectant dans le derme un produit qui a double action : d'abord une irritation locale, ce qui stimule le point, mais aussi une action chimique en relation avec le but recherché.

Mais ce n'est déjà plus tout à fait de l'acupuncture.

En France, une thérapeutique basée sur l'injection sous-cutanée de différents produits existe depuis une dizaine d'années. Elle a été mise au point, sans référence initiale aux points d'acupuncture. Cela est devenu ce que l'on appelle la « mésothérapie ». Il est intéressant de faire un rapprochement avec l'acupuncture.

39 Peut-on utiliser l'électricité en acupuncture ?

Utiliser l'électricité comme agent de stimulation d'un point d'acupuncture est une question qui s'est posée dès que fut connue l'électrothérapie.

Ce n'est que vers 1934 que les Chinois ont introduit l'électricité en acupuncture.

Depuis, cette technique s'est considérablement développée et l'apparition de l'électronique a suscité une floraison d'appareils stimulateurs électriques à basse fréquence.

L'aiguille est mise en place sur une peau sèche, puis la minipince, reliée à un générateur de courant, est appliquée. Le principe est d'obtenir un courant bidirectionnel, c'est-à-dire alternatif, dont l'aspect positif est égal à l'aspect négatif. Il n'y a pas alors de phénomène d'électrolyse possible puisque l'aiguille sur laquelle est appliqué ce courant devient successivement de charge positive puis négative. Cela très rapidement. L'intensité et la fréquence du courant sont variables.

Que se passe-t-il au niveau du point d'acupuncture ? Des effets bien connus et mesurables, selon l'application des lois de l'électricité : production de chaleur, effets excito-moteurs... Et des effets non mesurables : antalgiques, cliniquement indiscutables.

L'électropuncture est un merveilleux exemple montrant la complémentarité des médecines chinoise et occidentale. Les résultats de certains traitements sont très grandement améliorés. Cependant, dans d'autres cas, la stimulation électrique, si elle est trop forte, peut masquer le signe du dérèglement sans pour autant rétablir une harmonie et même, quelques rares fois, aggraver un déséquilibre.

Dès maintenant, cette technique peut être utile en rhumatologie sur des lésions traumatiques, sur des troubles circulatoires (varices, œdèmes, grosses jambes), des troubles digestifs (digestion difficile, constipation), les atrophies musculaires, etc. Et on l'utilise couramment.

40 **Peut-on utiliser les fréquences sonores et le laser dans les traitements ?**

Effectivement et, d'ailleurs, les *fréquences musicales* comme moyen thérapeutique étaient utilisées dès la plus haute antiquité par les Chinois.

On sait que la musique orientale recherche plus un effet tonal qu'une mélodie. Cet effet fait « vibrer » l'ensemble du corps, les énergies de l'être avec la tonalité environnante. C'est là un phénomène bien connu de la musique « qui calme », « qui crispe », « qui exalte », du « cri qui tue », de la chanson « qui adoucit », etc. Tout producteur de lait dans nos campagnes a entendu parler de l'utilisation de certaines notes musicales pour le rendement de son étable.

Aussi certains médecins ont-ils eu l'idée de stimuler un point d'acupuncture avec un appareil « sonopuncteur ». On a pu constater que les fréquences les plus élevées paraissaient plus « tonifiantes », les plus basses « dispersantes »... Les résultats indiqués paraissaient intéressants et, théoriquement, le principe mérite certainement plus qu'un simple intérêt anecdotique. C'est cependant une méthode très peu utilisée en pratique.

Le laser infrarouge a, de nos jours, beaucoup plus d'adeptes, et pas seulement des fabricants ou vendeurs d'appareils...

Le principe est d'utiliser un faisceau de radiations d'un très petit diamètre (1 millimètre à l'émission) dans la gamme des fréquences infrarouges. On obtient alors, sur la peau, une stimulation à peu près voisine de celle d'un moxa qui émet une grande quantité d'infrarouges. D'où la possibilité d'utiliser ce laser à la place du moxa et de stimuler un point d'acupuncture, une zone, ou même un méridien sur une partie de son trajet. On ressent à ce niveau une sensation de fourmillement, de lourdeur, voire de légère brûlure. Aucun accident n'a été jusqu'ici rapporté. Toutefois, dans l'état actuel de nos connaissances, les résultats statistiques de tels traitements n'ont pas encore été publiés.

41 Comment utiliser les massages en acupuncture ?

En acupuncture, le principe du massage est de rétablir un équilibre énergétique, donc de favoriser au maximum la circulation normale de l'énergie le long des méridiens.

On ne masse donc pas sans discernement un muscle ou un groupe de muscles, mais plus précisément, le trajet du méridien d'acupuncture dans le sens de l'énergie ou alors un point précis qu'on stimule de cette façon.

Il existe plusieurs techniques de massage

Classiquement, pour *tonifier*, il faut triturer le point, le stimuler fortement de l'ongle ou avec un objet dur, comme si on voulait amener tout un flux d'énergie *Yang*. Pour *disperser*, au contraire, on essaie, partant du point, de disséminer un excès d'énergie comme si on voulait l'effacer, le répartir différemment.

Le rôle du masseur est de participer pleinement, d'apporter sa propre énergie, de se mettre directement en cause. Le véritable massage, s'il rétablit l'équilibre énergétique du sujet massé, par contre épuise souvent l'opérateur. Ce dernier doit se maintenir en grande forme énergétique, par une hygiène de vie et une gymnastique appropriées.

Très différente est la technique utilisée par les médecins mandchous. Selon eux, le massage doit être digital, très léger, par *effleurement*. Il sera centripète par rapport au point tonifié, centrifuge si l'on veut le disperser. Cette méthode par effleurement est utilisée actuellement en Corée, mais a aussi beaucoup d'adeptes japonais.

Ces derniers disposent pourtant d'une technique très ancienne, dérivée elle aussi de l'acupuncture, le *Shiat Su* (*Shi* = doigts ; *at Su* = pression). Les points à stimuler, ou *Tsubos*, sont répartis en zones en rapport avec la topographie anatomique du système nerveux, mais aussi avec l'emplacement de quelques points d'acupuncture. Accessible à tous, le Shiat Su commence à avoir un gros succès aux États-Unis. C'est de là qu'il nous revient, avec, récemment, plusieurs livres traduits en français. Ce système diffère notablement de l'acupuncture traditionnelle. On y fait entrer beaucoup de notions connues en Occident : réflexothérapie, dermatomes et, tout simplement, physiologie musculaire.

Quant aux indications des massages chinois et japo-

LES HUIT TECHNIQUES MANUELLES DE BASE DU MASSAGE, PROPOSÉES AU VIÊT-NAM

Chez l'adulte :

- écraser et pousser (Miet)
- saisir et secouer (Nam)
- presser et pointer (An)
- frictionner et presser (Xoa-Nam)
- presser et remuer (Day)
- pincer et tordre (Veo)
- filer et remuer (Xe)
- taper et frapper (Vo)

Il en existe huit autres différentes pour l'enfant. On voit comment ont été étudiées et minutieusement décrites... à la chinoise, toutes les façons de stimuler un point...

nais, elles sont les mêmes que pour l'acupuncture traditionnelle : tout dysfonctionnement énergétique, tant qu'il n'y a pas de lésion. Le but est l'harmonisation de l'énergie de l'homme.

De toute façon, le massage ne saurait remplacer l'acupuncture. On l'utilise de préférence dans les traitements d'entretien, chez les personnes âgées et chez les enfants.

42 Digitopression et mini-moxas : deux façons de se stimuler soi-même

Ce qui importe dans le mécanisme de régulation de l'énergie, c'est d'obtenir une stimulation de tel ou tel point adéquat. L'aiguille d'acupuncture est certes le plus précis des stimulants. Les moxas, l'électricité, certains massages sont autant d'autres stimulants, mais réservés à l'usage des spécialistes médecins, car, comme l'aiguille, ils peuvent être parfois dangereux. Mais ce ne sont pas là les seules façons d'agir.

En Chine, des notions élémentaires d'acupuncture sont enseignées aux jeunes dans les écoles. On en déduit quelques applications pratiques, nous pourrions dire de petits « trucs », dérivés très lointains de l'acupuncture : mettre de la glace sur les tempes pour un mal de tête ; se frictionner à cinq à six centimètres au-dessous du genou, sur le bord externe du tibia, en cas de mal de mer ; pincer fortement l'angle unguéal interne de l'auriculaire en cas de syncope, etc.

La digitopression est la façon d'obtenir, du bout du doigt, une certaine stimulation d'un point d'acupuncture et de la zone qui l'entoure.

Pour les affections chroniques, cinq minutes au point choisi, chaque jour, suffisent ; pour les affections aiguës, on utilise la digitopression quand on en éprouve le besoin, jusqu'à obtention des résultats, rarement au-delà de cinq à sept minutes.

Par la **tonification**, on renforce les propriétés du point : on appuie au centre de la zone choisie, soit avec la pulpe de l'index, soit avec le tranchant de l'ongle. La pression doit être plus forte pendant le *temps expiratoire* de la respiration du sujet.

On remue rapidement le doigt ou l'ongle *en frottant* de haut en bas, de droite à gauche, ou avec un mouvement circulaire dans le sens des aiguilles d'une montre ; ou encore dans le sens de la circulation énergétique du méridien : de haut en bas pour les méridiens *Yang*, de bas en haut pour les *Inn*.

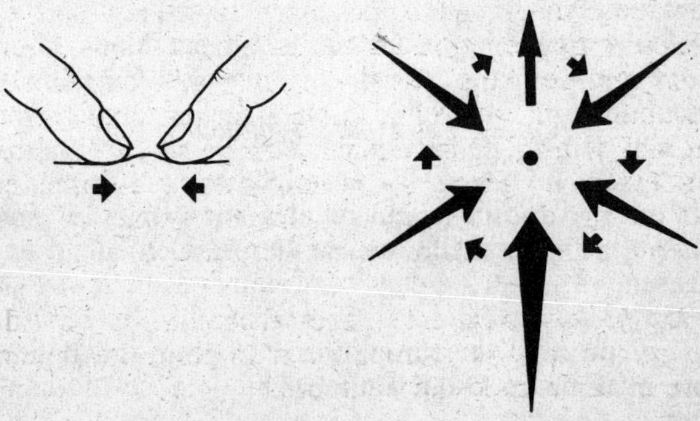

On peut agir, à l'opposé, **en dispersion ou détente**, pour réduire « l'action ».

On stimule, mais de façon centripète, c'est-à-dire en partant du point que l'on presse légèrement et en s'écartant de lui, en étoile, en sens contraire de l'énergie du méridien. Au fur et à mesure que l'on s'écarte du point, on appuie plus fort.

On s'arrange d'ailleurs pour que le maximum de pression soit fait *à l'inspiration* du sujet.

Les mouvements seront *lents et prolongés*.

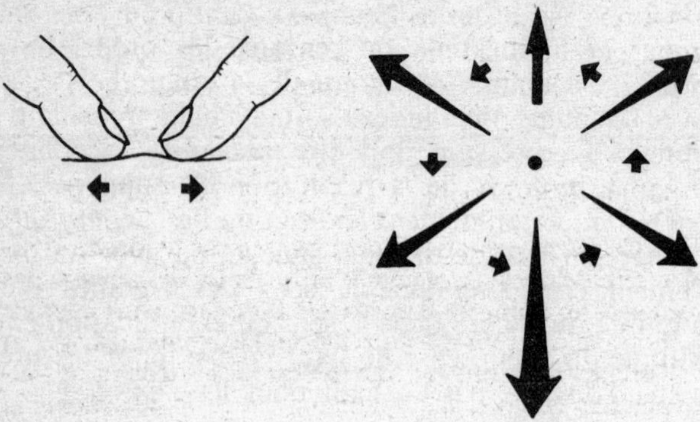

Une dernière technique, utilisable par tous :

La stimulation du point par la chaleur,
ou « mini-moxas »

Il suffit d'approcher du point à stimuler, *sans toucher la peau, bien sûr*, l'extrémité incandescente d'une cigarette allumée, à un centimètre environ de la peau.

Il se produit une sensation de chaleur qui devient vite intolérable. On retire la cigarette à ce moment.

On attend dix secondes et on recommence, cinq à dix fois selon le cas. Le point devient rouge sans qu'il y ait jamais brûlure.

En faisant ainsi, on redonne de l'énergie sous forme de chaleur. On tonifie.

Au moindre doute, si la peau n'est pas saine, s'il existe des réactions non prévues (céphalées, chaleur excessive, transpiration, gêne respiratoire...), il faut arrêter ces techniques et en référer à un médecin acupuncteur.

Citons enfin la stimulation d'un point ou d'une zone par *le froid* : cube de glace, ou application de « Baume du Tigre », si connu en Extrême-Orient...

DE L'ACUPUNCTURE SANS LE SAVOIR...

Cela arrive quotidiennement : en cas de doute, d'incertitude dans le jugement, on se frotte de la pulpe des doigts un point situé en arrière du crâne, sous la bosse occipitale, à mi-distance entre la ligne médiane et l'oreille. Ce point est bien précis ; il a, dans le raisonnement chinois, une résonance avec le jugement, la décision, le choix. Quoi d'étonnant alors qu'on éprouve la nécessité de le stimuler lorsque le jugement nous paraît difficile...

De la même façon, lorsque nous nous frictionnons tel ou tel point du corps, nous nous grattons le crâne, le genou, le menton... Lorsque nous nous passons la main dans les cheveux, sur les yeux en cas de fatigue, sur le cœur en signe d'émotion... nous faisons tous de l'acupuncture, ou plus exactement de la digitopression sans le savoir. Car si tel ou tel lieu de votre corps vous fait mal, vous démange, vous gêne, ce n'est pas du tout par hasard.

43 Y a-t-il des contre-indications à l'acupuncture ?

On évite de poser des aiguilles :

— D'abord *si l'énergie extérieure*, venant de tout ce qui entoure, est *anormalement perturbée* (grand vent, tempête, bruits, vibrations excessives, etc.). C'est pourquoi la cabine de traitement du médecin acupuncteur doit être au calme.

— *Lorsque l'énergie de l'homme est anormalement et transitoirement perturbée :* après un acte sexuel, en cas de grande fatigue passagère (un long voyage, par exemple), sous l'emprise de l'alcool ou de la colère, après un repas copieux, après une forte peur...

On peut y ajouter, pour certains points seulement, au premier jour des règles ou pendant les premiers mois d'une grossesse.

Enfin, le choix des points doit respecter *la concordance entre l'énergie de l'homme et celle de l'univers.*

— Selon le temps qu'il fait : on pique différemment par temps chaud et sec que par froid, humidité. Certains points, par exemple, sont contre-indiqués pendant les fortes chaleurs.

— Selon le temps qui passe : chaque saison ayant sa contre-indication ; de même, les heures successives de la journée ont la leur. On ne doit pas s'étonner si, pour certains traitements, l'acupuncteur donne un rendez-vous à une heure bien précise.

Il existe d'autres *contre-indications liées* cette fois *aux dangers techniques de la puncture.*

Les textes anciens citent vingt-quatre points interdits et sept points à ne pas piquer trop profondément.

Actuellement, avec le progrès des connaissances médicales, certains de ces points sont utilisables. On sait éviter les artères ou les veines qu'ils surplombent. Des régions restent néanmoins interdites, comme le bulbe et la fontanelle des nourrissons, le mamelon, le nombril, le globe oculaire, le tympan, etc. De même est proscrite la puncture trop profonde à l'aplomb d'organes vitaux, cœur, poumon, globe vésical...

44 Quels peuvent être les dangers de l'acupuncture ?

En dehors d'une mauvaise connaissance de l'anatomie et de la physiologie du corps que pourrait avoir un acupuncteur non médecin, ou bien une mauvaise connaissance de l'acupuncture que pourrait avoir le médecin non acupuncteur, il existe d'autres dangers. Ils peuvent être liés au matériel — les aiguilles doivent être scrupuleusement stérilisées et vérifiées pour éviter « le bris d'aiguille » — ou à une mauvaise technique de puncture qui peut provoquer un saignement ou des douleurs persistantes...

Il reste que les seuls vrais et grands dangers sont *le non-respect des contre-indications* et surtout *le traitement par acupuncture d'une affection lésionnelle grave* qui par définition échappe à son domaine. J'ai ainsi vu une jeune femme traitée pour syndrome douloureux pelvien alors qu'elle avait manifestement un début de grossesse extra-utérine à opérer. Et que dire des cancers masqués par un traitement fait par un « acupuncteur de fantaisie » !

Traitements particuliers

45 **Qu'est-ce que l'auriculothérapie ?**

C'est un système qui pourrait constituer un chapitre de l'acupuncture, mais qui est devenu dans une certaine mesure *une discipline autonome.*

Une cartographie de l'oreille a été établie. On y décrit cent vingt-cinq points différents que chaque acupuncteur doit connaître, mais qu'il serait fastidieux d'énumérer ici. Pour en donner une idée, voici trois planches que l'on doit à l'école de Lyon (voir page ci-contre).

On a constaté que le schéma du pavillon de l'oreille reflétait en petit le schéma total de la circulation des méridiens.

L'auriculothérapie peut apporter à l'acupuncteur des éléments permettant, d'une part, *un meilleur diagnostic.* Normalement, aucun signe particulier ne peut être détecté sur le pavillon de l'oreille d'un sujet sain. En revanche, en cas de déficience quelquc part, le point correspondant à l'oreille devient sensible à la pression et présente une moindre impédence au passage d'un courant électrique.

D'autre part, par l'application d'une aiguille au point détecté, l'auriculothérapie *permet une action*

UNE « CARTOGRAPHIE » DE L'OREILLE, EN ANALOGIE AVEC UNE IMAGE EMBRYONNAIRE RENVERSÉE

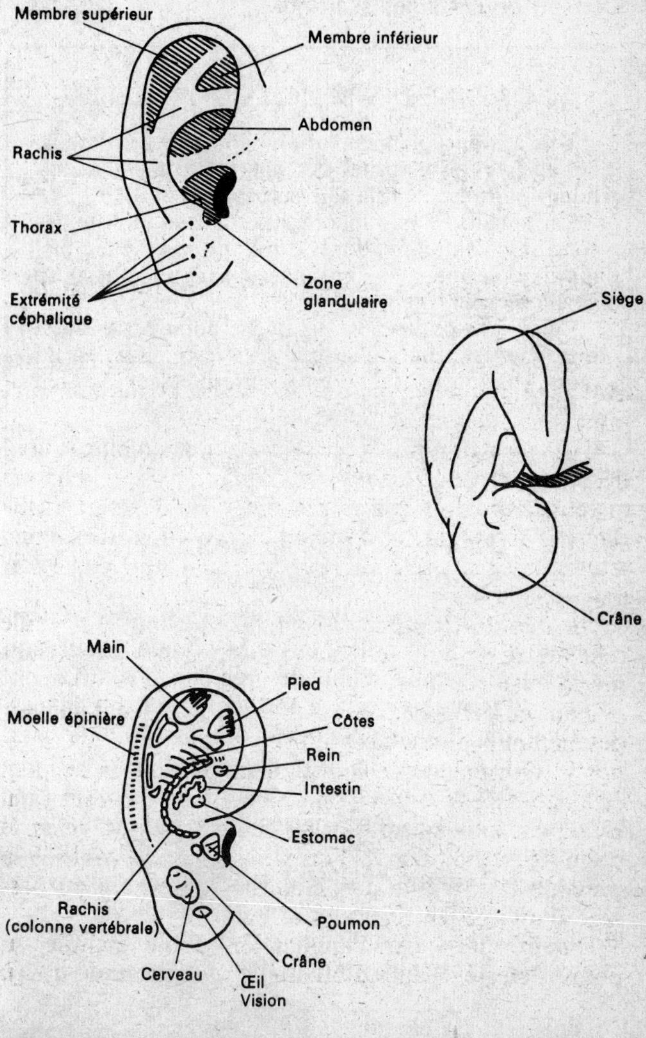

(Schéma inspiré de l'œuvre du Dr Nogier, de Lyon.)

thérapeutique quelquefois privilégiée ; par exemple, la guérison de certaines sciatiques.

L'ORIGINE DES BOUCLES D'OREILLE...

Une croyance populaire dit qu'il faut percer l'oreille des filles et y accrocher des boucles d'oreille métalliques parce que « cela fait de beaux yeux ».

Par ailleurs, il est rapporté que, dans la flibuste, les corsaires d'autrefois, dont le rôle de vigie était primordial, se mettaient un anneau dans l'oreille pour améliorer leur vue.

Le curieux de la chose est que le point percé, aussi bien chez les jeunes filles que chez le corsaire, est un point du lobule de l'oreille correspondant à « œil vision » en auriculothérapie.

46 Qu'est-ce que la nasothérapie ou rhinopuncture ?

Les mêmes similitudes entre la grande circulation énergétique et celle d'une des régions du corps ont permis de structurer une « nasothérapie » sur le nez.

Là encore, il y a possibilité de cartographie avec des points disposés le long de l'arête nasale (ligne « médiane ») et de part et d'autre sur deux lignes parallèles à cette arête, lignes dites « moyenne » et « externe ».

Moins connue que l'auriculothérapie, la rhinopuncture est cependant utilisée dans des cas précis. Citons le point « vésicule biliaire », très efficace dans les désintoxications, notamment celle du tabagisme.

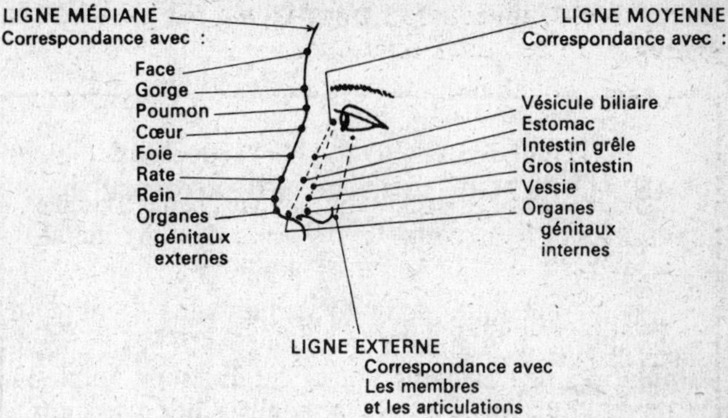

(Schéma proposé par le Gera de Toulon.)

47 Qu'est-ce que la craniopuncture ?

C'est l'utilisation, à des fins diagnostiques et thérapeutiques, de certains points situés sur le crâne.

Dix-neuf zones de véritable « réflexothérapie » crânienne ont été décrites. Parmi elles, une zone motrice, une zone sensitive, une zone correspondant aux tremblements, une autre à la motricité, une autre au sens de l'équilibre, deux zones de langage, une de la vision, une de l'estomac, une de l'intestin, une de la maîtrise de la folie, etc.

On parle de zones, non de points, car la localisation est plus étendue.

Les résultats sont intéressants, dit-on, notamment dans les affections neurologiques à long terme : paralysies, hémiplégies, certaines paresthésies, aphasies, certains vertiges, troubles de la vue d'origine corticale, etc. Nous n'en avons malheureusement pas l'expérience vraie dans nos pays. Encore un domaine à explorer.

48 Qu'est-ce que la réflexothérapie plantaire ?

C'est d'Amérique, cette fois, que nous vient cette méthode qui ne s'attache qu'à l'« effet réflexe » de la stimulation de certaines zones cutanées de la plante du pied. Pourtant, il s'agit là, comme pour les points du nez, de l'oreille, comme pour ceux de la main qui sont encore plus mal connus, de tout un mécanisme de réactions à rapprocher de l'acupuncture.

On n'utilise pas d'aiguille mais des massages punctiformes du bout des doigts, en forte pression, ou à l'aide de petits vibromasseurs électriques. Une véritable cartographie fut établie, dont très grossièrement voici le schéma ci-contre.

Une certaine analogie est à remarquer entre la situation droite-gauche des organes du corps et celle des zones d'action des pieds respectivement droit et gauche.

On signale plus particulièrement un rapport entre la voûte plantaire et les glandes endocrines. Tout cela est encore mal connu, mais non du commerce qui propose au public de petits appareils vibrants sur lesquels on doit poser le pied nu et qui sont censés défatiguer, relancer l'énergie de tout l'organisme... !

En acupuncture, on connaît un point au milieu de la voûte plantaire, qui stimule, relance l'énergie en cas de fatigue. C'est le seul rapprochement que l'on puisse faire actuellement.

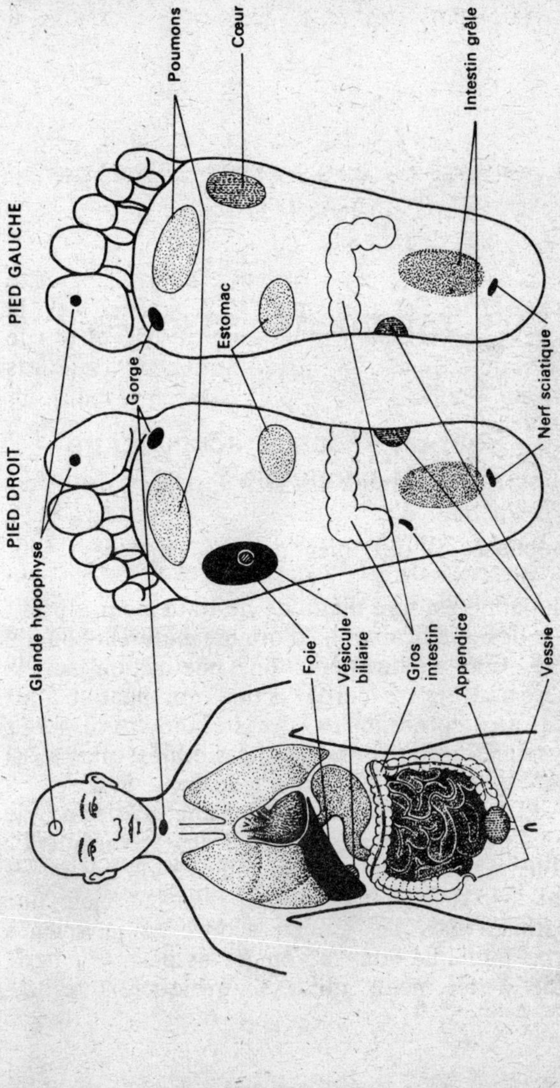

Il est intéressant de noter une analogie entre l'emplacement des zones de réflexothérapie sur les pieds et celui des organes dans le corps.

(Schéma inspiré de l'œuvre du Dr Milfred Carter)

Les traitements associés

49 Peut-on associer acupuncture et allopathie ?

La réponse est oui, bien qu'elles s'opposent souvent.

L'allopathie est une méthode de traitement qui fait appel à des médicaments d'origine naturelle ou de synthèse. Ces médicaments ont une action sur la « matière » de notre corps, action qui peut le plus souvent être reproduite *in vitro* au laboratoire. Nous en reconnaissons les immenses possibilités, mais aussi les risques, puisqu'il y a apport de l'extérieur.

Par essence, l'acupuncture est une médecine de l'énergie, qui ne fait pas appel à des médicaments. Dans bien des cas, elle peut se suffire à elle-même, et souvent agir de façon plus fine, plus complète que l'allopathie. Mais les grands acquis de la science moderne font que souvent on les associe. On parle alors de « traitements mixtes », quelquefois recommandés.

50 Peut-on associer acupuncture et homéopathie ?

Oui, avec des modalités variables selon les cas.

L'homéopathie est aussi un traitement par des apports matériels extérieurs à l'organisme mais, contrairement à l'allopathie, ces apports sont à des doses infinitésimales. La réaction recherchée est une réaction de terrain, propre à l'organisme, impossible à reproduire *in vitro*. En ce sens, cette réaction met en œuvre les défenses énergétiques de l'individu. Aussi un rapprochement a-t-il été fait entre homéopathie et acupuncture, car les affections traitées ont une grande similitude. Dans les années 20, en France, presque tous les acupuncteurs étaient d'abord des homéopathes. Ce n'est que plus tard que les deux disciplines se sont scindées et que l'acupuncture, médecine de l'énergie, a pris toute son individualité.

51 Peut-on associer acupuncture et utilisation des plantes ?

Oui, encore une fois, à condition de bien choisir.

L'utilisation des plantes, en médecine chinoise, remonte, comme celle de l'acupuncture, à la nuit des temps. Dès l'origine, les deux méthodes sont associées et complémentaires.

De la même façon que la tradition faisait état des trois cent soixante-cinq points d'acupuncture, on parlait de trois cent soixante-cinq plantes fondamentales divisées en drogues supérieures, intermédiaires et inférieures. On parle des plantes en rapport avec les cinq organes et les six entrailles de l'acupuncture. *Actuellement,* pharmacopée chinoise traditionnelle, pharmacopée occidentale et acupuncture semblent trois entités bien distinctes.

Toutefois, une tendance actuelle se dessine en Chine et aussi en France, où l'emploi des plantes, soit usuelles, soit redécouvertes, se combine à l'acupuncture. Mais tout reste à faire en ce domaine, d'autant qu'en plus des médecines traditionnelles orientales, nous pouvons disposer d'une gamme de plantes innombrables venant du monde entier.

52 Peut-on associer acupuncture et diététique ?

Selon les Chinois anciens, l'énergie et la matière qui constituent l'organisme « entité vivante » proviennent du monde extérieur : essentiellement de l'alimentation et de la respiration. C'est dire l'importance de ces dernières.

L'intérêt de la diététique en médecine n'apparaît à première vue que lors du traitement d'un certain nombre de dérèglements en rapport avec une mauvaise alimentation. Ainsi, lors d'un amaigrissement, il ne sert à rien de couper la faim en stimulant certains points si, de façon parallèle, on ne donne pas un régime sélectif approprié, avec suppression des aliments qui donnent les mêmes calories que la carburation des graisses superflues. Autre exemple : il paraît totalement dénué de bon sens d'essayer de traiter un porteur de gastrite à qui on permettrait les piments ou les acides (comme vinaigres, moutardes, cornichons ou autres). Ce sont là des précautions diététiques évidentes...

Plus spécifique au raisonnement acupuncture est le *choix d'aliments en fonction de leur saveur*, compte tenu du dérèglement observé. Le tableau suivant en fait ressortir le principe.

L'INFLUENCE DES CINQ ÉLÉMENTS DANS LE CHOIX DE LA VIANDE ET DES CÉRÉALES

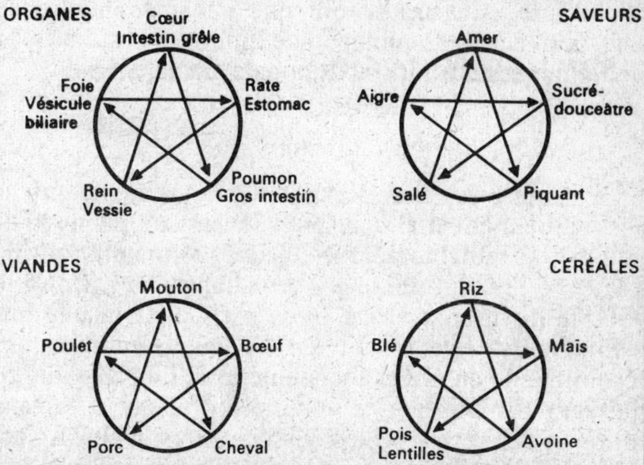

Ainsi, à quelqu'un qui, par suite de soucis, a une insuffisance de « rate », il est recommandé la saveur doux-sucré et de manger de préférence de la viande de bœuf et du maïs...

On tire de ces analogies quantités de conseils diététiques.

53 Acupuncture et yoga : peut-on les rapprocher ?

Le yoga est une technique de contrôle de soi-même qui, par la maîtrise du souffle, notamment de la respiration, permet une meilleure prise de conscience du mental. Il existe différents procédés préconisés, avec des appellations différentes, mais tous nous viennent de l'Inde, donc d'origine bien distincte de l'acupuncture.

Cependant, la maîtrise du souffle est tout aussi importante en acupuncture que dans les méthodes yoga dérivées de la philosophie hindoue. D'ailleurs, la technique respiratoire abdominale est la même.

Le « souffle externe » : la respiration

La plupart des Européens, des Français en particulier, apprennent mal à respirer. Pour eux, la respiration est surtout thoracique : à chaque inspiration, ils dilatent au maximum le gril costal afin d'augmenter le volume du thorax ; c'est bien, mais c'est insuffisant.

En Orient, que ce soit en Chine ou en Inde, on recommande en plus l'abaissement du diaphragme, ce qui agrandit d'autant le volume thoracique à l'inspiration mais repousse les viscères vers le bas. Cela revient à « gonfler » le ventre en même temps que l'on inspire, d'où le nom de « respiration abdominale » donné à ce mouvement. Un bon huitième de la capacité respiratoire est ainsi gagné.

Au cours d'une séance d'acupuncture, pour mobiliser au mieux l'énergie du patient, il lui est ainsi demandé de contrôler sa respiration abdominale, ce qui s'accompagne souvent de détente et d'une impression de bien-être.

Il ne s'agit pourtant là que de la « respiration », forme la plus visible, la plus grossière, du « contrôle des souffles ».

Le « souffle interne ».
Perception et contrôle... de l'énergie

En acupuncture comme dans le yoga, on attache beaucoup d'importance au contrôle du « souffle interne ».

Il s'agit d'abord de suivre mentalement la circulation de l'énergie le long des méridiens et de prendre conscience de sa présence jusqu'aux extrémités par une sensation de « vibration » aux mains et aux pieds. A ce moment, il est possible de percevoir une concentration d'énergie à l'inspiration, un relâchement à l'expiration.

Que ce soit dans le concept de souffle interne ou de souffle externe, il n'y a aucune incompatibilité entre yoga et acupuncture ; au contraire, faire circuler l'énergie, prendre conscience de son entité propre, vibrer sur soi-même et en harmonie avec tout ce qui nous entoure, ce sont là les mêmes préceptes.

L'acupuncture, plus empirique, ajoute à cela un aspect thérapeutique par les stimulations physiques de la puncture avec une aiguille en des points précis de concentration d'énergie. Elle n'est pas seulement un art de mieux-être comme le yoga, mais en plus une médecine.

54 Peut-on associer acupuncture et vertébrothérapie ?

La réponse est oui, si les manipulations vertébrales sont faites par un spécialiste compétent (les techniques proposées n'étant pas sans danger).

On ne peut soulager de façon durable, en acupuncture, un syndrome douloureux consécutif au *déplacement mécanique*, même discret, d'une vertèbre (pincement, bâillement, rotation sur l'axe, etc.). La douleur inflammatoire peut être apaisée, mais la cause demeure. Dans certains cas, une vertébrothérapie bien menée, en réduisant un déplacement, peut le faire disparaître. Il faut associer les deux thérapeutiques.

Il est d'ailleurs intéressant de noter que bon nombre d'affections à distance, que les « chiropracteurs » prétendent soulager ou guérir, correspondent à celles traitées par la *stimulation de points d'acupuncture situés au regard des mêmes vertèbres.* Quelle que soit la méthode de stimulation, pression sur la zone vertébrale ou aiguille, on relance la même énergie.

55 Quels rapprochements peut-on faire entre acupuncture et gymnastique ? Le Taï Chi Chuan

La gymnastique, d'après le concept des anciens Chinois, vise d'abord à la mobilisation harmonieuse des énergies du corps. Pour eux, la plus simple des gymnastiques pourrait être qualifiée de *« statique »* avec un triple aspect : postural (à la recherche du bien-être, de la stabilité, du confort) ; mental (par la mobilisation des énergies corticales) ; respiratoire (pour relaxer et favoriser le renouvellement de l'énergie vitale).

Plus complète, la gymnastique *« cinétique »* groupe tous les exercices physiques : automassages et mobilisations articulaires. Ces dernières correspondent à ce que nous appelons, en Occident, mouvements de gymnastique, mais toujours orientés vers une dynamique de l'énergie. Il existe ainsi des exercices spéciaux propres à certaines maladies : l'ulcère duodénal par exemple, l'hypertension artérielle, l'asthme, les colites chroniques... ou même les syndromes dépressifs, etc. Le kinésithérapeute qui se spécialise dans les massages chinois les recommande à ses patients.

Quant au *Taï Chi Chuan*, c'est une série de mouvements qui visent à « réconcilier esprit et corps ». Il s'agit de rechercher la maîtrise de l'action par une série de mouvements, dont la succession est très codifiée, qui doivent être exécutés avec une « grande lenteur », « de la légèreté » et « beaucoup de douceur ».

Associer une telle pratique à l'acupuncture ne peut être que bénéfique ; cela repose sur les mêmes bases théoriques : l'harmonisation d'une énergie vitale.

56 Quels rapprochements peut-on faire entre acupuncture et arts martiaux ?

Tous les arts martiaux, comme l'acupuncture, dérivent de la conception première de l'homme considéré comme « système énergétique ».

Le Taï Chi Chuan, à son début, le kung-fu (apparu il y a cinq mille ans en Chine), le karaté (au Japon) ne sont par essence qu'un seul et même art *associant la maîtrise du corps et celle de l'esprit* dans une technique de combat. Au fil des siècles, l'apprentissage de la *mobilisation de l'énergie* se codifie en plusieurs techniques, notamment au Japon : par exemple, le jiu-jitsu, dont le judo est une forme édulcorée, ou l'aïkido (au Ier siècle de notre ère) qui « s'entoure des rites de la danse sacrée » et se veut initialement « la thérapeutique préventive optimale » mettant l'homme à l'abri de tous déséquilibres.

La médecine et les arts martiaux visaient donc tous deux l'harmonisation des énergies du corps ; aussi étaient-ils souvent étroitement liés, le développement de l'un permettant à tour de rôle le développement de l'autre. Depuis longtemps, la connaissance des points interdits en acupuncture avait une application immédiate en combat. La correspondance est évidente entre la localisation des « atemi » (coups portés sur le corps) et celle de certains points, ou nœuds d'énergie, dont la fonction est primordiale.

Quelques exemples : le « Tendo » correspond au point de réunion de tous les Yang situé au sommet du crâne ; le « Musaramé » aux carotides ; le « Trann Tchong » au point situé sur le devant du thorax, qui commande toute l'énergie en rapport avec la respiration et la circulation du sang, etc.

> « Les samouraïs japonais n'avaient pas le droit d'exercer d'autres activités qu'un art guerrier, exception faite de la médecine », car tous deux étaient des arts nobles qui recherchaient la maîtrise de l'énergie du corps.

Les affections traitées

Quelques conseils pratiques

57 Quand doit-on avoir recours à l'acupuncture ?

L'acupuncture *vise à rétablir l'équilibre perturbé* du corps vivant. Cet équilibre s'établit entre deux sortes de pôles énergétiques, le Inn et le Yang. En termes concrets, l'acupuncture *ne peut pas « refaire » le support matériel* du courant d'énergie. Toute destruction, toute altération irréversible du corps excède son domaine.

Imaginons le corps humain comme un merveilleux moteur. Un dérèglement survient ; rien n'est cassé, il n'y a pas de lésion ; tout ne demande qu'à bien marcher, il suffit d'un petit réglage... L'acupuncteur intervient ; par stimulation des points adéquats, il rétablit la programmation de l'ordinateur cerveau. Quelques conseils d'hygiène de vie en sus... Tout rentre dans l'ordre.

Une liste provisoire de quarante-trois maladies et infections se prêtant au traitement par l'acupuncture a été publiée par l'Organisation mondiale de la Santé (26 décembre 1979). Elle fait état des troubles les plus divers : sinusite, asthme, bronchite, ostéo-arthrite, maux de dents, migraines, constipation... Il va sans dire que cette liste me paraît presque trop catégorique et limitative...

58 Quels sont les signes d'insuffisance globale d'énergie ?

L'homme en bonne santé dispose d'une énergie harmonieusement répartie, énergie qui le maintient à 37°, assure ses mouvements, entretient sa pensée et la régularité de ses fonctions vitales : cardiaques, digestives, respiratoires. En cas d'insuffisance de cette énergie, une série de signes fonctionnels apparaissent : *frilosité, frissons, lourdeurs, engourdissements, parésie*; ou encore : *vieillissement, paresse, fatigue, démangeaisons, épuisement, difficulté à la marche*. Une trop grande insuffisance d'énergie entraîne des *vertiges*, voire des *syncopes*.

Dans tous les cas, il faut recharger cette énergie en relançant l'ensemble du système énergétique, par tonification ou digitopression. Mais seul le médecin pourra discerner l'origine de la baisse d'énergie et en déduire les points à stimuler. La pose d'aiguilles en ces points, associée ou non à d'autres techniques de stimulation (dans la mesure naturellement où la baisse d'énergie n'est pas consécutive à une lésion ou à une invasion microbienne) donne des résultats excellents.

59 Qu'entend-on par excès d'énergie en acupuncture ?

Il paraît peu logique de penser qu'il puisse y avoir « excès d'énergie » dans un être vivant ; le sens commun supposant que plus il y en a, plus il y a vie et vie intense. Mais il faut rappeler que l'acupuncture recherche l'équilibre, ce qui n'est pas compatible avec la notion d'excès.

Aussi ne parle-t-on d'*excès d'énergie* que relativement à *une insuffisance*. Par exemple, il y a excès d'énergie à la peau par rapport à celle des viscères, ou excès d'énergie en haut (à la tête) par rapport à celle du bas (aux jambes), ou excès d'énergie *Yang* par rapport à ce qui est *Inn*, etc.

Il s'agit d'équilibrer l'énergie en la répartissant différemment, c'est ce qu'on appelle la *« dispersion »* en cas d'excès.

Dans la plupart des cas, c'est facile : on puncture, selon la technique de dispersion, certains points situés au niveau de l'excès, ou on utilise la propriété des points dits de « dispersion » des méridiens.

Dans d'autres cas, tout se complique lorsqu'on veut, en même temps, traiter la cause initiale du déséquilibre, source de l'excès. Par exemple : la fièvre est un excès d'énergie Yang. Il faut lutter contre, non pas en la dispersant comme il paraîtrait logique (on risquerait d'affaiblir l'ensemble de l'énergie du corps) mais, au contraire, en tonifiant les défenses de l'organisme, dont l'insuffisance a été précisément à l'origine de cette fièvre. On voit que la capacité de juger du médecin est alors indispensable.

Les douleurs

60 Peut-on soulager par acupuncture les douleurs inflammatoires ?

Les douleurs dites inflammatoires traduisent en général, en acupuncture, une stase (arrêt ou ralentissement) de la circulation énergétique au niveau des méridiens. Ce dysfonctionnement entraîne localement rougeur, chaleur, douleur, décrites par les Occidentaux.

L'acupuncteur obtiendra la régulation de l'énergie au niveau considéré. Il existe des points régulant particulièrement telle ou telle région, qui seront stimulés par l'aiguille, mais aussi, avec un relatif soulagement, par digitopression. Ainsi peuvent être améliorées *les douleurs des doigts*, par des mini-moxas au regard de l'articulation douloureuse sur la face dorsale du doigt étendu.

Si tous les doigts d'une main sont atteints, la tradition chinoise nous enseigne un ordre précis : d'abord l'annulaire, puis le pouce, le médius puis l'index et l'auriculaire.

Ajoutons également les douleurs du *poignet*, du *coude*, de l'*épaule* et de la *hanche*, qui peuvent être soulagées par la technique de dispersion. Sans oublier celle des *vertèbres*, du *genou* et du *pied*, par la technique de tonification.

A noter, comme adjuvant à ces différentes stimulations, la possibilité d'application de chaleur sèche au moyen d'une lampe à infrarouges ou de l'air chaud d'un sèche-cheveux par exemple...

Quant à la stimulation de tel ou tel point par digitopression, elle peut apporter un soulagement aux douleurs inflammatoires, mais trop souvent d'une façon insuffisante. Seul le médecin dispose des connaissances et des moyens permettant de traiter la maladie ; la prudence voudrait qu'on recoure à lui avant que le dérèglement, cause de la douleur, ne s'aggrave.

UN EXEMPLE : LES DOULEURS AUX GENOUX

Du bout du doigt, en tonification, on stimule deux points situés dans deux cavités de part et d'autre de la rotule, dénommés par les Chinois « les yeux du genou » ; ou encore on stimule deux points opposés — le 9Rt en dessous de la tubérosité interne du tibia et le 35E, au milieu de l'interligne articulaire externe. L'un et l'autre en cas de douleurs des genoux sont sensibles à la pression.

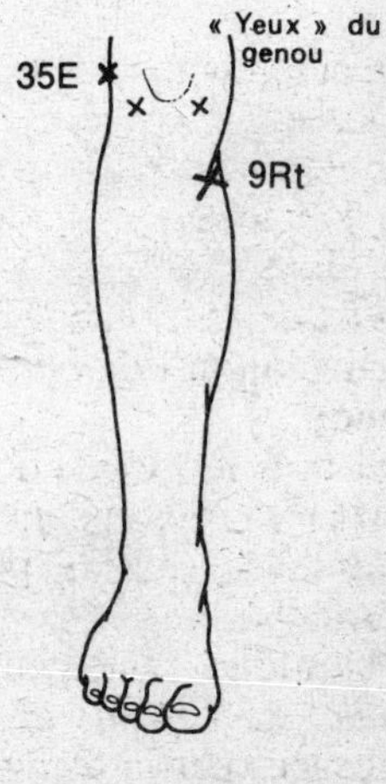

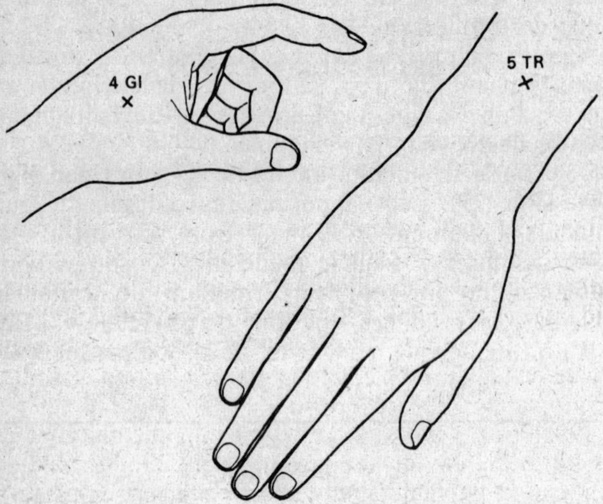
4 GI
5 TR

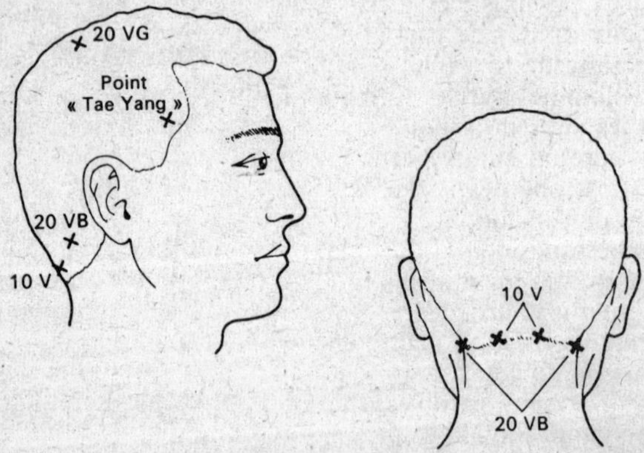
20 VG
Point
« Tae Yang »
20 VB
10 V
10 V
20 VB

61 Soulager les « maux de tête » par acupuncture ?

Faire disparaître les céphalées, même fort anciennes, n'est pas, en règle générale, difficile par l'acupuncture.

Toute lésion anatomique étant écartée (trauma, tumeurs, lésions oculaires, etc.), le *traitement symptomatique* donne d'excellents résultats sur le moment. L'idéal serait la pose d'aiguilles et leur stimulation par le médecin, mais la digitopression des mêmes points peut être tentée avec quelquefois une bonne sédation des douleurs.

Il s'agit de « faire circuler » au maximum l'énergie sur les méridiens qui passent à la tête. On stimule en tonification 4GI et 5TR. Par ailleurs, on disperse à l'aiguille le 20VG (à l'apex du crâne) ou encore les deux points 10V et 20VB à la nuque (voir schéma ci-contre).

Dans certains cas, l'application de froid (cube de glace, « Baume du Tigre »...) au point « Tae Yang » accélère la sédation des maux de tête.

Système nerveux et psychisme

62 Qu'apporte l'acupuncture dans le traitement des affections nerveuses ?

Actuellement, en Chine, on ne manque pas de montrer aux médecins visiteurs d'un hôpital le service spécialisé en neurologie où sont traités des malades par la pose d'aiguilles, stimulées ou non par l'électricité. C'est que, traditionnellement, l'acupuncture peut apporter beaucoup dans les affections neurologiques.

Toutes les paralysies, d'après les anciens Chinois, sont considérées comme une « insuffisance d'énergie », qu'il s'agisse d'*hémiplégies* ou de *paraplégies* d'origine centrale (séquelles d'hémorragie cérébrale, ramollissement ou autre cause cérébrale), de *paralysies* d'origine périphérique (moelle épinière ou trajets nerveux) ou psychiques (certaines formes d'hystérie). Elles peuvent toutes, théoriquement, être améliorées par tonification de l'énergie.

Les contractures fixes ou intermittentes (*convulsions*, certaines formes d'*épilepsie*, les *tics*, le *hoquet*, le *bégaiement* et même le *tétanos*) peuvent être considérées comme une « décharge par intermittence d'excès d'énergie », chacune selon une symptomatologie bien particulière. Un traitement d'harmonisation par acupuncture peut donner d'excellents résultats. A noter que, pour l'épilepsie par exemple, il n'est cependant pas question, en Occident, de supprimer la protection par Gardénal, pas plus qu'antibiotiques et sérum dans le tétanos...

Les douleurs : névrites, névralgies (intercostales, sciatiques, etc.) et même les polynévrites sont considérées comme des « plénitudes d'énergie » à disperser, à répartir différemment.

Un cas particulier : les atteintes neurologiques de la face (névralgies, paralysies faciales, etc.) réagissent particulièrement bien à l'acupuncture.

Tous ces traitements sont du domaine strictement réservé au médecin.

63 Comment envisage-t-on le psychisme en acupuncture ?

Dans la conception médicale chinoise, il ne peut y avoir de différence classée entre le psychique et l'organique.

On a pu constater, dans le domaine mental, la *correspondance de cinq forces essentielles psychiques (cinq sentiments) avec les cinq organes* et, au-delà, les cinq éléments : au rein correspond la peur, au foie la colère, au cœur-circulation la joie, à la rate la pensée-réflexion, au poumon le chagrin ; ce qui peut être figuré dans l'équilibration suivante.

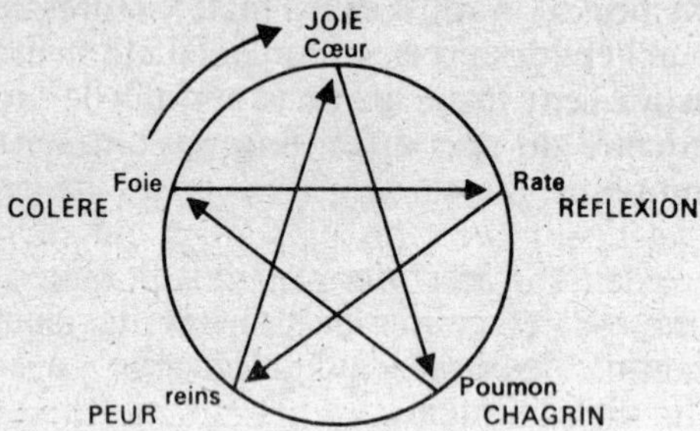

Pour s'en tenir au seul psychisme, selon la *loi d'engendrement* (question 11), la peur, à la longue, engendre la colère, la colère devrait aboutir à une certaine joie-satisfaction qui amène réflexion, puis chagrin, etc.

Et, selon la *loi de dominance*, une grande réflexion permet de dominer la peur, une grande peur détruit toute joie, une grande joie supplante le chagrin, un grand chagrin inhibe la colère, une grande colère ne permet pas la réflexion.

Aussi le psychisme est-il directement fonction de l'état harmonieux d'équilibre que l'on retrouve à l'intérieur de l'homme, et dans son rapport avec tout ce qui l'entoure. Tout dérèglement mental n'est qu'un aspect d'une certaine dysharmonie. C'est dire si l'acupuncture peut avoir une énorme action, puisque justement son but est l'équilibration des différentes énergies à l'intérieur de l'entité vivante d'une part et, d'autre part, entre celle-ci et l'ensemble de l'univers.

S'ajoute à cela une notion d'équilibre dans le temps : tout dérèglement entre le cycle de l'individu et le cycle de l'environnement peut entraîner des troubles psychiques. Combien d'états dépressifs, par exemple, chez des personnes qui « forcent » leur nature, travaillent tôt le matin alors qu'elles sont faites pour « être du soir » ; ou encore combien d'états de spasmophilie (la survenue de crises de tremblement, d'angoisse) chez des personnes qui travaillent, par exemple, sur des terminaux d'ordinateur, le rythme imposé étant celui de la machine, en dissemblance complète avec celui de l'individu. Une bonne hygiène de vie et l'intégration parfaite au milieu environnant sont les conditions essentielles d'un bon équilibre psychique.

64 Quels sont les dérèglements psychiques traités par acupuncture ?

Les *syndromes dépressifs*, avec leurs « angoisses » tellement à la mode, sont facilement traités par acupuncture. De tels états s'accompagnant d'anxiété, de claustrophobie, de peur... résultent pour la plupart de « stress » de la vie quotidienne : soucis, chagrins, colère, peur, etc. Les examens successifs — laboratoire, radios — sont normaux et, pourtant, une angoisse existe, avec idée fixe, un « nœud » à la gorge, à l'estomac, la respiration bloquée. On dort mal, on n'est plus tout à fait soi-même.

La pharmacopée actuelle propose toute une série de remèdes : tranquillisants, euphorisants, somnifères, stimulants, tous produits non dépourvus de nocivité, voire de toxicité. En revanche, c'est un des domaines privilégiés de l'acupuncture. L'une de mes grandes satisfactions fut de pouvoir sortir d'un état dépressif deux de mes confrères spécialisés en psychiatrie...

Dans certains cas, un massage léger pratiqué par soi-même en dispersion sur les zones « oppressées » peut amener une certaine détente. Ces zones de blocages sont topographiquement bien décrites.

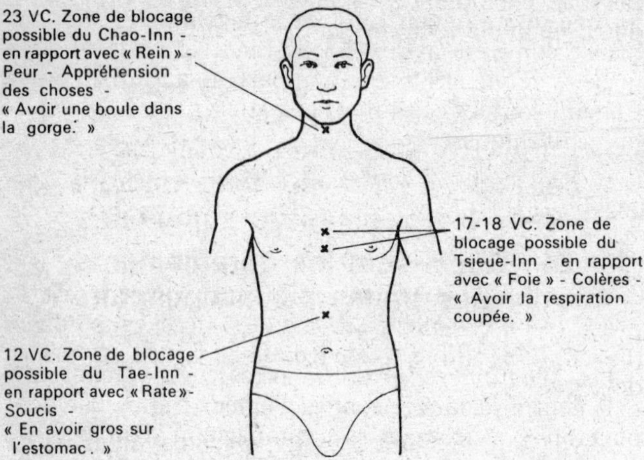

Toute une série de dérèglements psychiques autres que la dépression nerveuse peuvent également être traités par acupuncture : l'hyperexcitabilité, voire certains signes légers d'atteinte hystérique, tendance paranoïaque ou schizophrène qui, en Occident, relèvent uniquement de la psychiatrie et sont dans 80 p. 100 des cas traités par tranquillisants, sont susceptibles d'être bien améliorés par la pose d'aiguilles.

L'acupuncture devrait pouvoir apporter beaucoup à la neuropsychiatrie et constituer une arme efficace dans la main du médecin. D'ailleurs, d'assez nombreux neuropsychiatres éprouvent la nécessité de s'instruire sur les techniques chinoises et font des études en ce sens.

Il va de soi que s'il existe des troubles installés, assimilables à de véritables « lésions psychiques » irréversibles, l'acupuncture est impuissante ; c'est le cas par exemple de certaines névroses profondes, d'une paranoïa avancée ou de la folie.

65 **Quelle action bénéfique peut-on attendre de l'acupuncture dans les troubles du sommeil ?**

Dans le système acupuncture, le *sommeil* est la phase *Inn* nécessaire à l'activitation de la phase *Yang* (l'éveil). L'équilibre s'établit dans le temps en termes de phases.

Ainsi, l'*insomnie* est consécutive soit à un excès de *Yang*, soit à une insuffisance de *Inn*.

Quant au peu de sommeil, s'il y a excès de *Yang*, il s'accompagne d'agitation, de cauchemars, de rêves ; s'il y a insuffisance de *Inn*, il est très léger. On se réveille plusieurs fois dans la nuit.

Le traitement consiste à stimuler par tonification et dispersion deux points situés au niveau de la cheville. De plus, il faut bien évidemment traiter les origines du trouble : excès de soucis, excès de chagrin, de peur... ou insuffisance d'énergie essentielle (fatigue, vieillesse, maladie), ou excès de nourriture, etc. Les résultats sont souvent excellents.

A l'inverse, une *hypersomnie* est l'excès du *Inn* par rapport à *Yang*. C'est le cas de ceux qui se « lèvent fatigués » et ne commencent véritablement à vivre que vers dix-huit heures. Cela aussi est assez facile à rééquilibrer.

Organes des sens

66 L'acupuncture peut-elle influencer goût et saveurs ?

Selon la façon de classer des Chinois, fondée sur un empirisme que l'on n'arrive pas à mettre en défaut, il existe cinq saveurs principales : l'aigre, l'amer, le sucré-douceâtre, le piquant, le salé (voir questions 13 et 52).

Par analogie aux cinq éléments, aux cinq organes, etc., l'aigre correspond au foie, l'amertume au cœur, le douceâtre-sucré à la rate, le piquant au poumon, le salé aux reins. La prédilection pour l'une quelconque de ces saveurs attire l'attention et *oriente le diagnostic de l'acupuncteur.*

Un exemple : une personne ayant une insuffisance foie compense cette insuffisance par un excès de goût pour le vinaigre et les cornichons. L'existence d'une telle tendance oriente le médecin vers une pathologie foie-vésicule biliaire.

Les lois d'engendrement et de dominance des cinq éléments se retrouvent au niveau des cinq saveurs (voir questions 12 et 13).

Ainsi la saveur aigre, à la longue, amène une sensation d'amertume (engendrement). Cette amertume peut être dissipée par la prise de sel (dominance), etc.

On peut en *tirer les principes d'une bonne hygiène alimentaire.* Un homme parfaitement équilibré doit aimer toutes les saveurs.

67 L'acupuncture peut-elle influencer la perception de l'odorat ?

S'il s'agit d'*insuffisance de l'odorat* — ce qu'on appelle encore anosmie —, le succès d'un traitement par acupuncture dépend et de sa cause et de son ancienneté.

Quand l'anosmie est liée à une obstruction nasale, par obstruction des cornets, le traitement prescrit dans les rhinites et sinusites suffit à faire revenir l'olfaction en quelques séances.

Si l'anosmie provient d'une lésion, fracture par exemple d'un des os de la base du crâne, nous n'aurons aucun résultat. Cependant, s'il s'agit d'une intoxication par respiration de vapeurs nocives, les résultats obtenus seront d'autant meilleurs que notre action sera rapide.

De la même façon, on peut traiter la répulsion aux odeurs (hyperosmie). Il existe même des points plus spécifiques, selon la qualité de l'odeur : répulsion aux odeurs alimentaires, par exemple, à l'odeur du tabac, etc.

68 L'acupuncture peut-elle influencer la perception du tact ?

Comme il a déjà été dit, les troubles résultant d'une lésion ne relèvent pas de l'acupuncture (ainsi en est-il d'une perte de la sensibilité due à la détérioration d'un nerf de la moelle épinière ou du cerveau...).

Au contraire, un dérèglement purement fonctionnel peut être traité par les aiguilles et réduit par équilibration énergétique. S'il est localisé, il dépend du méridien du territoire considéré ; s'il est généralisé, il pourrait être rattaché, selon des auteurs japonais, aux fonctions des méridiens « cœur-mental » (perception de la sensibilité) et « maître du cœur-circulation » (conduction de la sensibilité).

C'est au médecin de traiter.

69 L'acupuncture peut-elle améliorer les troubles de l'audition ?

La réponse est oui... mais dans certaines limites. On a beaucoup parlé récemment du traitement des surdités par acupuncture. En appliquant leur méthode (globale et analogique), les Chinois seraient parvenus à faire entendre et parler des sourds-muets... Les statistiques de l'Institut des sourds-muets de Nankin et de Canton annonçaient 60 p. 100 de succès...

Aussi avons-nous expérimenté, dans le groupe d'études où je travaille, les méthodes et le matériel (appareils électriques de stimulation) rapportés de Chine. Il a fallu constater que les succès n'atteignaient pas 10 p. 100 et concernaient non des sourds-muets de naissance mais des mal-entendants... Mais 10 p. 100, c'est déjà très encourageant, car cela prouve une possibilité d'action.

D'une façon générale, on distingue surdités et bourdonnements d'oreilles, les deux symptômes étant du point de vue acupuncture souvent associés.

Les bourdonnements d'oreilles sont un peu la hantise du médecin O.R.L. Tous les examens paraissent normaux, et pourtant... les « chants d'oreilles », comme disent les Chinois, existent bien. On les décrit comme de « grands battements au rythme du pouls », qui peuvent être guéris, de « légers battements à fin sifflante ou chants de cigale », plus difficiles à traiter, des « sifflements continus (vapeurs qui s'échappent) » en rapport, est-il précisé, avec un dysfonctionnement dans la résonance « rein ». A noter que plus les tons perçus sont aigus, plus la maladie paraît difficile à guérir.

De telles anomalies nécessitent classiquement un traitement prolongé (dix à quinze séances) et l'utilisation de stimulateurs électriques.

Les surdités, de leur côté, sont différenciées en acupuncture d'après leur apparition : brutale ou progressive. Sont exclues d'emblée les surdités dues à une lésion anatomique de l'appareil auditif.

Une « surdité brusque » serait liée à une plénitude d'énergie (blocage, accumulation, excès ou choc émotionnel). Au contraire, une « surdité progressive » serait consécutive à une insuffisance.

Traitements

Que ce soient les bourdonnements d'oreilles ou les surdités, le grand point maître que l'on retrouve dans presque tous les traitements est le 5TR au-dessus du poignet. L'aiguille y est enfoncée profondément — à trois ou quatre centimètres (cela n'est pas douloureux), parallèlement à la surface de la peau, dans le sens du méridien en remontant vers le haut du bras. Une électrode munie d'une minipince permet de rattacher cette aiguille à un stimulateur de basse fréquence — 2,5 à 3 hertz — ; chaque séance dure vingt minutes environ et doit être renouvelée deux fois par semaine. Les contrôles sur audiogrammes permettent de juger l'efficacité du traitement.

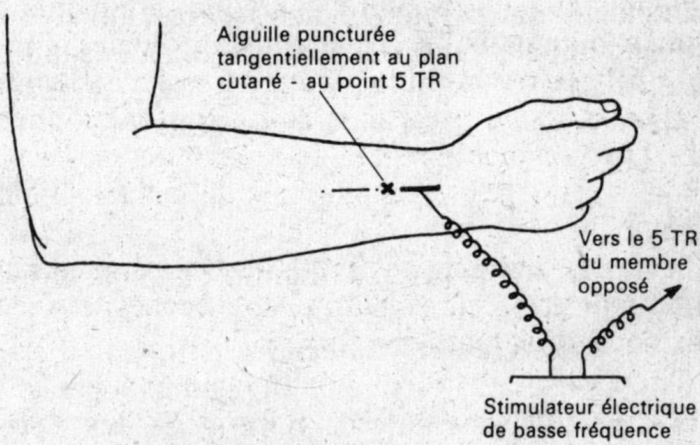

70 L'acupuncture peut-elle améliorer les troubles de la vue ?

L'œil, reflet de l'équilibre de l'organisme

L'énergie de la plupart des méridiens passe au niveau de l'œil, soit par leur trajet principal, soit par l'intermédiaire de méridiens dits secondaires. C'est dire si l'œil est en résonance directe avec l'équilibre énergétique général...

Un certain nombre d'*analogies* ont été décrites, rattachant chaque partie de l'œil à la résonance d'un des cinq principaux organes du corps : le poumon correspond à la sclérotique (membrane qui entoure le globe oculaire), le cœur aux vaisseaux de l'œil, le rein à l'iris, la rate au milieu aqueux de l'œil, le foie enfin domine l'ensemble du globe oculaire (mais peut-être de façon plus spécifique, la rétine).

De la même façon, la *coloration de la conjonctive* permet d'attirer l'attention sur le dysfonctionnement de l'un ou l'autre des cinq organes. Une coloration rouge (congestion) attire l'attention sur le cœur ; jaunâtre (paleur) sur la rate ; blanche (décoloration) sur le poumon ; noire (brune) sur le rein ; jaune verdâtre sur le foie. Il est évident qu'il ne s'agit là que d'une teinte très discrète, sauf dans les ictères déclarés.

Troubles de la vision

L'acupuncture permet d'obtenir de bons résultats dans les troubles suivants :

— *les baisses de la vision*, la « vision double », la « fatigue » visuelle, les « yeux embrumés », les « yeux obscurcis » avec manque de luminosité, les « cécités de nuit », les « cécités au vert » communément appelées « œil daltonien » ;

— *les troubles de l'accommodation et de coordination*, myopie, presbytie, astigmatisme, diplopie ;

— *les « maladies de l'œil »* telles que glaucome, taie ou voile, cataracte, kératite ;

— *les douleurs*, congestions ou prurit aux yeux.

Utilisation éventuelle de la digitopression

Dans le raisonnement acupuncture, le « foie dominant l'ensemble du globe oculaire », en cas de *douleurs aux yeux*, on peut supposer un excès d'énergie de la résonance foie et disperser le point 2F, situé entre le gros orteil et le doigt de pied suivant, et le point 18VC (en milieu de poitrine), point de concentration au thorax de l'énergie en rapport avec « foie » qui, alors, est sensible à la pression.

71 Peut-on agir sur la faim par acupuncture ?

On a beaucoup écrit et publié sur l'action de l'acupuncture pour couper l'appétit, probablement même un peu trop, dans une certaine presse à sensation... Il paraît quelque peu curieux à un esprit occidental d'avoir une action sur l'appétit en posant une ou deux aiguilles aux pieds. Et pourtant, les résultats sont spectaculaires. En deux ou trois séances bihebdomadaires, les cauchemars disparaissent et l'appétit diminue. Toutefois, ces résultats peuvent n'être que transitoires si l'origine de l'excès n'est pas régularisée.

Deux cas bien précis sont à distinguer. Les excès d'appétit — boulimie, fringales, etc. — et les manques d'appétit — les différentes formes d'anorexies.

Les excès

La boulimie se définit comme un excès d'appétit, avec l'impression de n'être jamais rassasié. Très souvent, cette boulimie s'accompagne de cauchemars et d'une hypersensibilité au bruit : on dit que l'énergie de l'estomac est en excès, il faut la disperser en utilisant la stimulation des points de dispersion du méridien correspondant : les points 45E et 45E bis (situés respectivement sur les 2e et 3e orteils).

Les fringales apparaissent un peu différentes. Il s'agit d'excès par à-coups. On a subitement très faim. On grignote vite quelque chose ; on est vite rassasié, mais on recommence. Il faut corriger l'irrégularité de l'énergie de l'estomac. Le meilleur point est le 36E (régulateur de la digestion) ; il s'agit là d'une zone de stimulation qui peut très bien réagir à la digitopression.

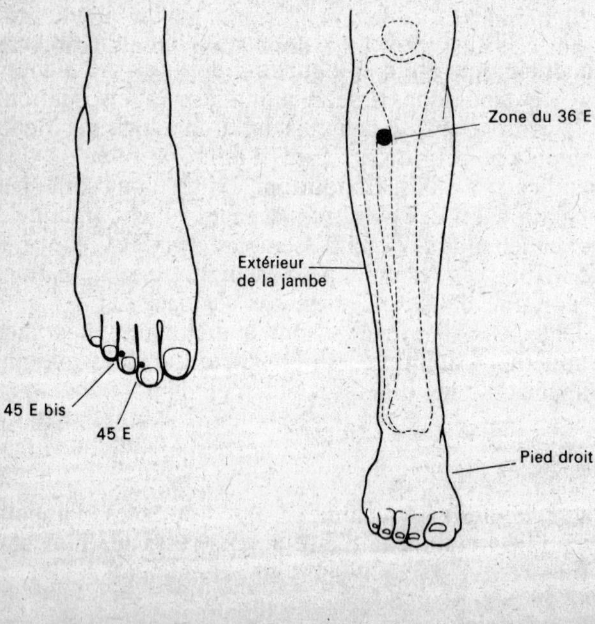

Il existe un autre procédé pour diminuer l'appétit : l'*auriculothérapie.* Il s'agit de la puncture par l'aiguille d'un ou de deux points bien spécifiques de l'oreille, ou encore de la pose en ces points d'un facteur d'excitation permanente : fil de nylon ou agrafe, par exemple... Ces dernières techniques peuvent quelquefois s'avérer dangereuses en déterminant des surinfections ou des dérèglements d'autres fonctions.

Convenablement faite, l'auriculothérapie permet la régularisation de l'appétit sans pouvoir assurer, à l'encontre de ce qu'avait pu avancer une publicité douteuse, l'amaigrissement. C'est une technique adjuvante réservée aux médecins.

Les manques

L'anorexie, qu'elle soit d'origine psychique ou organique, est un symptôme dont l'origine est trop complexe ; c'est l'affaire du seul spécialiste.

Voies digestives

D'une façon générale, les affections ou maladies des organes coopérant à la digestion sont en rapport, pour les Chinois anciens, avec les résonances énergétiques estomac-gros intestin (pour l'assimilation des aliments), rate-pancréas (pour la distribution des matières nutritives), foie-vésicule biliaire (pour leur purification) et reins (pour l'élimination de l'eau).

72 **L'acupuncture et les maladies de la bouche**

Sensation de *sécheresse de la bouche, altération des goûts, insuffisance ou excès de salive*, état pathologique des *lèvres*, de la *langue*... relèvent presque tous de l'acupuncture.

A noter que la *couleur* des lèvres ou de la langue par recours aux analogies aux cinq éléments (question 11), est significative : noirâtre (reins), écarlate (cœur), blanchâtre (poumons)...

A noter également que dans la bouche, *aphtes, muguet, abcès, herpès* sont considérés comme « sortie » de chaleur. Il n'est pas rare que de telles « sorties » apparaissent lorsque l'on procède à une régulation profonde, par exemple au cours du traitement d'une dépression nerveuse... Elles sont alors considérées comme le signe d'une amélioration et sont passagères.

Les troubles de la *glotte* (spasmes), de la *luette* (enflure), du *pharynx* (inflammation ou enflure), les spasmes de l'*œsophage* peuvent être traités par acupuncture ; naturellement (en ce qui concerne l'œsophage surtout) après radio permettant d'éliminer le diagnostic d'une lésion, ce qui exclurait le traitement par les aiguilles.

Les gencives et les dents sont sous la dépendance directe, les premières de l'énergie « rate », les secondes de ce qu'on appelle le Yang Ming (gros intestin-estomac). C'est l'affaire des dentistes ou stomatologistes.

73 Nausées et vomissements : que peut-on faire ?

Persistants, répétés, ils doivent amener à consulter l'acupuncteur, qui obtiendra d'excellents résultats *s'il n'y a pas de lésion organique* à l'origine.

Intermittents, consécutifs à un excès alimentaire ou de boissons : on peut parfois les calmer soi-même par un fort pincement de l'extrémité du nez au niveau du point « merveilleux », dit « Pi Tchoun ».

Le médecin obtient un résultat plus complet en posant une aiguille au point 45E, point de dispersion de l'estomac, dont il a été déjà question à propos de la boulimie.

Quant à la sédation des vomissements ou nausées

provoqués par le *mal de mer*, de *montagne* ou de *voiture*, elle peut être obtenue par stimulation du point 36E situé en haut du tibia (régulateur de la digestion) également décrit à propos du traitement de la faim. Un massage sur la région abdominale au 12VC à mi-distance entre l'ombilic et le gril costal est aussi conseillé.

Si les nausées et vomissements n'ont pas un caractère occasionnel mais sont en rapport avec un *dysfonctionnement de l'organe estomac*, le médecin recherchera le pourquoi de ce dysfonctionnement, souvent d'origine psychique, « nerveuse » dit-on, la plupart du temps, avec une participation hépato-vésiculaire. Dans ces cas, l'origine doit être traitée par acupuncture.

Une place à part est faite aux *vomissements de la grossesse* qui également peuvent être traités de cette façon (question 92).

74 Peut-on intervenir en cas de troubles gastriques ?

Les *douleurs aiguës*, violentes, paroxystiques, avec contractures de la région épigastrique et quelquefois rots, renvois, vomissements, signent un excès d'énergie, de type *Yang*.

Si elles sont *chroniques*, sourdes, continuelles, plus difficiles à guérir, elles signent une insuffisance d'énergie, de type *Inn*.

Dans les deux cas, elles peuvent s'accompagner de manifestations de « chaleur » — sensation de brûlure, renvois acides, éructations — ou de « froid » — membres glacés, renvois de glaires...

Elles peuvent être d'origine externe (liées à l'alimentation) ou interne (liées à un trouble préexistant).

En règle générale, les troubles qui correspondent à un *manque d'énergie* — inappétence, aérogastrie, digestions lentes, hyposécrétions, atonie... — appellent une tonification. Ceux qui correspondent à un *excès d'énergie* — boulimie, inflammation, hypersécrétions, hyperacidité... — appellent une dispersion. Dans les deux cas, on régularise.

Mention spéciale doit être faite de l'*ulcère de l'estomac*, lésion réversible — la muqueuse gastrique demeurant apte à se reconstituer. Ici, l'acupuncture peut intervenir en aidant au rejet de la lésion, par relance énergétique, en association avec le traitement classique.

Le problème du cancer de l'estomac est malheureusement bien différent et ne peut être résolu que par l'intervention du chirurgien.

Troubles intestinaux

La plupart des troubles intestinaux sont fonctionnels. C'est donc un champ d'action important pour l'acupuncture.

Les manuels chinois mentionnent : les borborygmes ou « chants d'intestins » avec gaz-aérocolie, les constipations et diarrhées, certaines colites, des ballonnements, etc. En un mot tout ce qu'on appelle, en Occident, les « colopathies fonctionnelles », les affections de l'anus et hémorroïdes et même certaines parasitoses ou vers intestinaux, voire, dans les très anciens traités, les choléras, fièvres typhoïdes, tuberculoses intestinales et même les appendicites. Nous verrons pour ces dernières affections la position raisonnable à adopter en médecine contemporaine.

75 **Borborygmes, constipations et diarrhées**

Toutes ces affections se traduisent par un ballonnement abdominal, avec gaz, « gargouillements », flatulence.

Le traitement se fait par acupuncture au point 36E, situé en haut de la jambe, côté tibia (régulateur de la digestion), avec en plus une programmation antispasmodique chez les nerveux, tonifiante chez les lymphatiques. La digitopression répétée (trois fois par jour) de la zone 36E peut être utile. (Voir schéma p. 142.)

Les constipations sont beaucoup plus difficiles à traiter.

En Occident, le traitement est symptomatique : médicaments qui lubrifient ou qui relancent les contractions intestinales.

En acupuncture, l'état de constipation n'est que l'aboutissement de plusieurs dérèglements énergétiques, avec chacun un traitement. On a pu en décrire plus de vingt types.

La digitopression peut être conseillée. Elle prend alors la forme d'automassage abdominal de haut en bas, sur deux points situés de chaque côté du nombril, à 3 cm sur la même horizontale. Ce sont les points Mo ou hérault du gros intestin.

Les diarrhées, sous toutes leurs formes, peuvent être stoppées par une technique à la portée de tous.

Le bon sens recommande de vider d'abord le tube intestinal, de ne pas contribuer par l'apport d'aliments à entretenir une mauvaise fermentation, d'où une diète hydrique pendant vingt-quatre à trente-six heures (on n'absorbe que de l'eau, à la rigueur riz et carottes).

Parallèlement, répétée deux à trois fois à quelques demi-heures d'intervalle, la stimulation par moxas de la zone du 36E (voir schéma question 71) suffit à stopper la diarrhée ; ce qui peut être fait par tout un chacun à l'aide d'une cigarette allumée par exemple.

Au-delà de cette technique simple, le traitement est réservé à l'acupuncteur.

76 Colopathie fonctionnelle : de bons résultats

Ce terme *colopathie fonctionnelle* englobe, en Occident, tous ces signes abdominaux, sans support organique, qui vont des coliques aux ballonnements, spasmes, etc., et s'accompagnent de façon chronique soit de nausées, de vomissements, soit de diarrhées, soit encore de constipation, quelquefois de maux de tête, de fatigue ou d'angoisse...

Tous ces troubles ne semblent répondre à aucun des médicaments classiques. Les examens : radio, laboratoire, etc., sont normaux. Mais le moindre souci, une contrariété, suffit à déclencher de nouvelles crises. A la limite, le malade tributaire des « caprices » de son intestin n'ose plus quitter la chambre, état de choses difficilement supportable pour lui-même et pour son entourage.

Ces personnes sont alors étiquetées « psychiques » et sont mises sous tranquillisants — ce qui n'arrange rien... Et pourtant, le terrain est très favorable à l'action par acupuncture. Le dérèglement énergétique initial une fois retrouvé, le médecin a rapidement de bons résultats.

77 Comment arrêter une poussée d'hémorroïdes ?

En pathologie anale, l'acupuncture est efficace. Toujours la même condition : pas de lésion irréversible.

Une poussée d'hémorroïdes, en particulier, est facilement stoppée. Plusieurs techniques sont proposées, dont la chaleur locale au point 1VG (à l'extrémité du coccyx). La plus spectaculaire et souvent la plus efficace est l'auriculothérapie : une zone de quelques millimètres située à l'oreille devient sensible à la pression s'il y a hémorroïdes. Cette zone est située dans le creux de l'ourlet de l'oreille en suivant le repli appelé anthelix. La pose de deux ou trois aiguilles pendant vingt minutes en cette zone stoppe, en quelques heures, une crise importante.

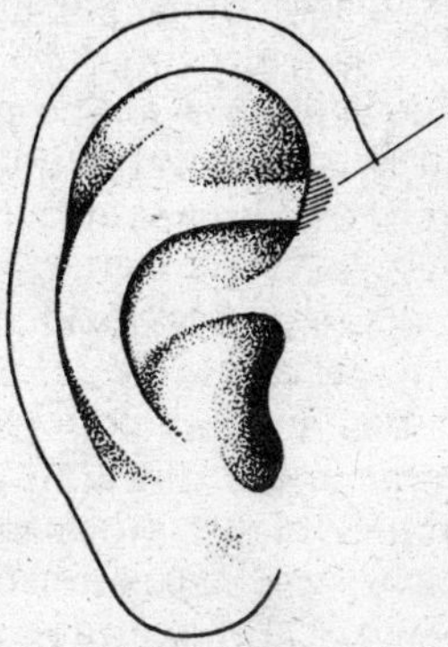

Zone, dont la stimulation permet une action sur les hémorroïdes, située sur la face interne du bourrelet de l'oreille.

Un « truc » — il n'y a pas d'autre mot — peut d'ailleurs être signalé : il est possible de rechercher, puis de stimuler cette zone de la pointe de l'ongle du cinquième doigt (à l'oreille droite chez le droitier, à l'oreille gauche chez le gaucher). La pression de l'ongle est douloureuse au point recherché ; il faut insister par petits à-coups, environ une minute, puis reprendre de nouveau et, ce, cinq à six fois de suite, quitte à recommencer une heure ou deux après. Il est bien rare qu'on ne stoppe pas ainsi une poussée hémorroïdaire.

78 Choléra, fièvre typhoïde, appendicite : quels recours ?

Les autres affections intestinales connues, susceptibles d'être améliorées par acupuncture, seraient les parasitoses, le choléra, la fièvre typhoïde, voire la tuberculose intestinale...

L'Occidental répugne, en la matière, à tenter une thérapeutique qui ne saurait rivaliser avec la science qu'il connaît. Il s'agit en effet d'agressions par un agent causal extérieur, vivant : parasite, microbe... qu'il a appris à identifier et à détruire par antibiotiques ou chimiothérapie. Il serait peu concevable qu'il abandonne cette façon de procéder éprouvée et efficace.

Il en est de même pour le traitement des *appendicites.* Des médecins de notre groupe ont pu voir, en Chine, dans un hôpital, traiter des appendicites par acupuncture, et constater notamment une diminution progressive du nombre de globules blancs (toujours très augmenté en cas d'appendicite) et disparition de la douleur. Le traitement dure deux à trois jours et le malade est renvoyé chez lui, présumé guéri. Nous ignorons le degré d'évolution du mal atteint lors du traitement par les aiguilles, mais dans l'état actuel de notre information, en Occident, il n'est pas concevable qu'une appendicite déclarée, avec la menace gravissime de péritonite que cela comporte, puisse être traitée autrement que par l'ablation chirurgicale de l'organe infecté.

79 Influence possible de l'acupuncture dans les affections du foie et de la vésicule biliaire

Foie et vésicule biliaire, en acupuncture, se trouvent en relation dans le rapport *Inn-Yang* et les cinq éléments.

Le foie est *Inn*, c'est un organe. Il sécrète, produit, mais reste statique ; il ne lance pas le mouvement, c'est à la « vésicule biliaire », *Yang*, de le faire.

Le foie est indispensable à la vie. Il intervient tout au long de la digestion.

La vésicule biliaire, l'entraille correspondante, ne produit rien mais stocke les produits de sécrétion du foie, notamment la bile ; elle est le mouvement, c'est par son intermédiaire que ces produits vont être répartis partout, et notamment au cours de la digestion.

Les fonctions de foie-vésicule biliaire sont indissociables. On ne peut envisager la perturbation de l'une sans répercussion sur l'autre. Comme toujours, ces perturbations sont *Inn* ou *Yang*, insuffisance ou excès, et si elles ne sont que fonctionnelles, sans lésion associée, elles peuvent être supprimées par l'acupuncture.

Les insuffisances hépatiques se traduisent par un « teint de cire », une faiblesse de la vue, une apathie ou lassitude psychique, musculaire, sexuelle ; il y a tristesse, irritabilité, jalousie. Le pouls du foie est faible, la digestion lente, difficile. Elle s'accompagne souvent d'*insuffisance « vésicule biliaire »*.

Les signes en sont connus : une « paresse de la vésicule », voire un calcul décelable à la radio ; une certaine fatigue avec agitation, tremblements, des yeux sans éclat, embrumés, un « manque de caractère », des insomnies, une tendance dépressive alternant avec des périodes de surexcitation...

Il faut alors tonifier les énergies F et VB (méridien, organe, entraille VB).

Dans un excès de l'énergie du foie, les yeux sont douloureux, le sujet est coléreux, amer, il explose pour un rien, il s'agite, commence tout, n'achève rien. Le foie hyperactif peut être gros, anatomiquement perceptible, congestionné, douloureux ou au contraire, d'autres fois, diminué de volume.

La régularisation de l'énergie passe par une dispersion, une répartition différente au niveau des points de commande de l'organe ou du méridien.

Les excès de l'énergie vésicule biliaire sont plus faciles à constater et rapidement guérissables.

Ils concernent des personnes ayant une bouche amère jusqu'à la nausée, un teint « poussiéreux », des maux de tête aux tempes, des vomissements de bile, des crampes musculaires douloureuses. Psychiquement, ce sont des jaloux, « habiles au mécontentement », qui ont un sentiment d'insécurité, une envie de dire ou de faire du mal.

Ces excès d'énergie doivent être dispersés.

80 Une action sur le diabète est-elle possible ?

Le diabète apparaît comme une insuffisance de la sécrétion du pancréas : la fameuse insuline.

Deux grandes séries de causes possibles à cette insuffisance : soit une lésion — tumeur, malformation congénitale, lésion inflammatoire irréversible de la glande —, et l'acupuncture ne fera rien ; soit une insuffisance de la fonction par surcharge — diabète des obèses — ou par fatigue. Dans ce cas, il n'y a aucune raison que par acupuncture on ne puisse pas stimuler les fonctions pancréatiques et pourquoi, alors, ne pas espérer une guérison complète ?

Le seul critère de l'efficacité du traitement est l'étude de la courbe des glycémies (taux de sucre dans le sang), faites régulièrement de quinze jours en quinze jours. En cas de diabète, la glycémie est augmentée ; l'insuline la maintient artificiellement à son niveau normal. Si, au fur et à mesure du traitement acupuncture, ce niveau se maintient alors qu'on diminue les médicaments, le pronostic est favorable. S'il arrivait qu'on puisse les supprimer complètement, on pourrait parler de « guérison ». Des acupuncteurs italiens se sont particulièrement attachés à l'étude de ces questions... Malheureusement, rien n'est encore prouvé.

Appareil respiratoire

81 Comment doit-on considérer la toux, l'expectoration, en acupuncture ?

Il y a dans les traités anciens des pages entières à ce sujet.

On distingue les « toux anciennes » ou bronchites chroniques, les quintes de toux avec « halètement », les « toux avec glaires », c'est-à-dire ramenant une expectoration.

On dit qu'il y a toux lorsque l'énergie du poumon, étant bloquée, « s'accumule » puis, brusquement, est rejetée par les voies aériennes supérieures. Si, en plus, l'énergie de la « rate », qui appartient au même niveau énergétique que le poumon, est en déficience, on dit dans le jargon acupuncture que l'« humidité de la rate se condense, stagne et donne des glaires ». La toux ramène une expectoration.

Le traitement par acupuncture de ces toux cherchera à harmoniser l'énergie « poumon-rate » en supprimant l'origine possible d'un « blocage » ou d'une « accumulation » d'énergie.

D'une façon générale, il convient d'en « faciliter les sorties ». A noter le geste de la tradition populaire européenne qui recommande de taper légèrement dans le dos ; c'est une façon de faciliter le rejet d'une énergie bloquée dans le thorax.

82 Qu'espérer de l'acupuncture dans les affections des voies respiratoires ?

Nez, rhinopharynx

Le traitement du « nez bouché », des « nez qui coulent », des « sinusites » fut longtemps l'un des chevaux de bataille des premiers acupuncteurs en France. C'est en clamant leurs réussites dans ces affections qu'ils tentaient, dans les années 30, de faire connaître l'intérêt de l'acupuncture. En effet, c'est là un domaine où nous avons beaucoup de succès.

On peut dire que le grand point d'acupuncture qui permet d'avoir une action sur les affections du nez est le 4GI (entre le pouce et l'index). C'est le point « source » du méridien « gros intestin » dont le trajet part de la main et se termine précisément à la racine de l'aile du nez. On y associe une programmation différente selon l'origine de chaque affection.

— Dans les *rhinites* (nez qui coule) à liquide clair, dans le *nez bouché*, on recommande souvent des moxas au point situé entre les deux yeux.

— En ce qui concerne les *sinusites*, avec douleurs au niveau du maxillaire ou du front, les *rhumes des foins*, les *végétations, saignements de nez, fissures du nez, abcès,* etc., l'acupuncture est susceptible de les améliorer, s'il n'y a pas de lésions irréversibles.

Larynx, gorge

En étudiant la topographie des différents méridiens, on constate que la zone anatomique de la gorge a une résonance privilégiée avec le « gros intestin » et le « rein » ; le nœud de l'énergie *Inn* des reins notamment, dont le méridien démarre sous le pied, se situe exactement sur la ligne médiane antérieure du cou. On comprend ainsi qu'un « froid aux pieds » puisse déterminer une angine, et qu'une angine mal soignée puisse se compliquer de néphrite.

La tonalité de la voix est aussi dite sous la dépendance du « rein ». La voix sera enrouée si l'énergie « rein » est perturbée.

Dans l'analogie des cinq éléments-cinq organes, le rein résonne notamment avec le froid, la peur, etc. Ainsi, une grand peur rend aphone, le froid casse la voix... Il existe même sur le trajet méridien du « rein » au tronc, juste au niveau du bas du gril costal, un point appelé « marchand de chansons » dont la puncture a pour effet d'éclaircir la voix, de lui rendre sa tonalité première.

L'angine, qui correspond à une surinfection de l'arrière-fond de la gorge, n'apparaît pas à première vue justiciable de l'acupuncture. Il faut nettoyer localement (gargarismes, projection de collutoires avec ou sans antibiotiques, pastilles à sucer, voire faire un traitement anti-infectieux général s'il existe de la fièvre).

Pourtant on naît, ou l'on devient, fragile de la gorge. Cette fragilité est en relation avec une insuffisance de l'énergie du méridien rein qu'il est possible de tonifier.

Pour les maladies des amygdales, le traitement est défini par la tradition. On insiste de plus, actuellement, sur l'importance de l'auriculothérapie : trois points précis sont décrits sur la « grande oreille de Shanghai » comme devant guérir, désenflammer et même faire diminuer de volume les amygdales. Dans mon expérience personnelle, si, après une tentative d'harmonisation de l'énergie rein, notamment chez les enfants porteurs d'angines à répétition, je n'obtiens pas de résultats, plutôt que d'insister sur l'auriculothérapie, je conseille de consulter un O.R.L. et d'enlever les amygdales.

Les laryngites, douleurs au larynx, sécheresse du larynx ou *enflure du larynx* sont susceptibles d'être améliorées par acupuncture. Mais lorsqu'il y a fièvre élevée et, à plus forte raison, si l'on diagnostique une diphtérie — quoique l'acupuncture ait été conseillée dans de telles maladies jusqu'au XVIIe siècle —, actuellement, il faut utiliser les antibiotiques, c'est bien évident.

Bronches et poumons

L'acupuncture peut agir sur toutes les perturbations fonctionnelles de la ventilation pulmonaire : *asthme* ou *toutes les respirations dites de type asthmatiforme*, avec halètement, impression d'étouffement.

Les plus facilement traitables sont les formes d'« asthme » liées à une allergie saisonnière. Souvent, d'ailleurs, il s'agit plus de gêne respiratoire allergique survenant à certains moments de la journée que d'asthme proprement dit.

Le traitement symptomatique se fait au point 22Vc (situé à la base du cou), entre les deux clavicules. Il peut éventuellement être stimulé en digitopression. On y associe la puncture ou la digitopression du point

17Vc (situé sur le thorax au milieu du sternum [schéma de la question 64]).

Les autres affections pulmonaires : *bronchites, congestion pulmonaire, tuberculose, pleurésie, pneumonie, abcès du poumon* ou autres, sont liées à une surinfection. On peut toujours tonifier par acupuncture l'énergie P (poumon). Il est bien évident que le traitement principal reste le traitement anti-infectieux, en particulier les antibiotiques. En fait, dans la pratique, ce sont surtout les affections du nez, de la gorge et les asthmes qui sont traités par acupuncture. Dans les autres affections pulmonaires, la pose d'aiguilles n'a qu'un rôle auxiliaire.

Appareil circulatoire

83 L'acupuncture peut-elle avoir une action sur les maladies cardio-vasculaires ?

Les maladies cardiaques

Les infarctus, les insuffisances cardiaques, les malformations, etc., ne sont pas du domaine de l'acupuncture.

Au contraire, trois groupes de désordres fonctionnels en rapport avec le cœur peuvent être améliorés : les troubles du rythme cardiaque, les douleurs non organiques, les irrégularités de la tension artérielle.

Les troubles du rythme cardiaque

Dans *les accélérations du rythme,* tachycardies, extrasystoles, palpitations, etc., il est recommandé d'ajouter « un peu de *Inn* dans ce *Yang* qui déborde », un peu de modération, de stabilité, de régularisation. Certains points du méridien « maître du cœur » ont cette vocation. On stimule par l'aiguille, d'ailleurs assez profondément enfoncée.

De même les bradycardies *(ralentissement anormal du rythme cardiaque)* peuvent être régulées par acupuncture.

Les précordialgies (douleurs dans la région du cœur), qui sont susceptibles d'être améliorées par acupuncture, sont souvent ou purement d'origine « nerveuse », ou en rapport soit avec une ischémie du myocarde, c'est-à-dire une mauvaise irrigation du muscle cardiaque, soit avec des spasmes, également d'origine nerveuse, des artères coronaires. Il s'agit dans ce dernier cas de ce que l'on appelle « angine de poitrine » ou « angor ». Les électrocardiogrammes ne montrent rien, puisqu'il n'y a pas lésion.

Le traitement symptomatique est celui de la régulation de l'énergie de l'organe ; d'où la nécessité de consulter l'acupuncteur.

La tension artérielle peut également être régulée. Il faut d'abord s'assurer que l'anomalie de tension n'est pas le symptôme d'une maladie organique (insuffisance cardiaque décelable à l'électrocardiogramme, insuffisance rénale, lésions des surrénales, gêne circulatoire ou autre...). Si tous les examens sont normaux, l'hyper ou l'hypotension est dite « essentielle », purement fonctionnelle, et peut être traitée par les aiguilles.

Sur les maladies vasculaires

Artères et veines ne sont pas considérées en acupuncture que d'une façon passive : ce sont des vaisseaux, ils permettent l'écoulement du sang. Deux possibilités de dysfonctionnement sont schématiquement distinguées : *la lésion* (compression, déformation de la veine et formation d'un sac variqueux) et *le désordre du mécanisme de commande* (système nerveux autonome ou commande centrale soumise aux influences psychiques).

Toute la gamme des effets de ces états extrêmes existe. S'y rattachent notamment les troubles circulatoires des extrémités : maladie bleue des mains, pieds froids, etc.

L'acupuncture ne peut avoir qu'une action de régulation, donc inversement proportionnelle à l'importance des déformations installées considérées comme « lésions ». Une artérite au dernier degré ou des varices « en chapelet » sur les jambes, par exemple, ne sont plus de son ressort. Cependant, si le diagnostic est fait assez tôt, le *terrain artéritique* comme le *terrain à varices* peuvent être traités, l'évolution du mal stoppée. On peut même espérer la guérison.

Un cas particulier : les *troubles circulatoires des membres inférieurs.*

Il s'agit de ce qu'on appelle communément les

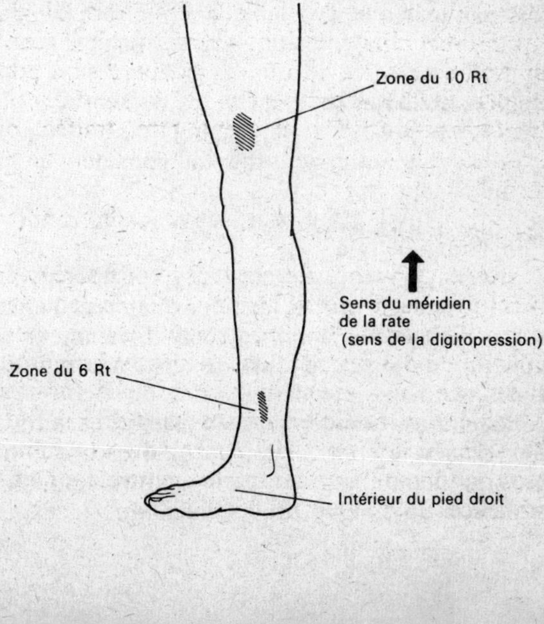

« grosses jambes », avec gonflement particulièrement net aux chevilles. C'est une affection plus spécifiquement féminine, souvent accentuée avant les règles. Dans la mesure où se trouve éliminée l'origine cardiaque ou rénale d'un œdème, la *digitopression* peut même être tentée.

En effet, l'acupuncture agit très bien dans de telles affections. Tout de suite après la séance, on se sent « les jambes plus légères ». Pourquoi ne pas essayer du bout du doigt de stimuler, une ou deux fois par jour, les points maîtres de la circulation des membres inférieurs. Ce sont le 6Rt, « maître », selon les textes, de « la circulation du sang depuis le bas » et le 10Rt. La digitopression se fait de bas en haut, en commençant par le 6Rt, ce que fait d'ailleurs, en dehors de toute notion d'acupuncture, le masseur occidental. Il faut savoir la renouveler chaque jour, voire deux fois par jour.

Sur les maladies du sang

En acupuncture, le sang est considéré comme la forme la plus *Inn*, la plus « matière » de l'énergie circulante. Aussi établit-on souvent un rapport *Inn-Yang*/sang-énergie.

Dans une anémie, il faut donc relancer l'énergie du corps. J'ai vu des anémies réagir bien mieux à l'acupuncture qu'à quinze jours de repos à la montagne ou à des fortifiants.

Pour nous, Occidentaux, l'existence et le traitement d'une anémie sont faciles à comprendre. Il n'en est plus de même lorsqu'on parle, comme les Chinois, de *« chaleur du sang »*, de *« sang lourd »*..., expressions qui s'apparentent au « mauvais sang » de notre langage populaire. En acupuncture traditionnelle, ces termes désignent une « stase de *Inn* » ; on dit que le sang « entrave », « épaissit »... Les signes sont : fatigue, obsession, mauvaise digestion, oubli, malaise à la poitrine, état plus ou moins dépressif. Il convient de retonifier l'énergie *(Yang)* de l'ensemble de l'organisme pour « faire circuler » la stase de *Inn*. Et les résultats sont concluants...

Le temps de coagulation du sang peut être également influencé par l'acupuncture ; s'il est trop lent, on dit qu'il y a insuffisance de l'énergie foie. On peut essayer ainsi, en tonifiant « foie », de traiter les personnes qui, pour un oui ou un non, font des hématomes fréquents.

Les hémorragies proprement dites ne sont pas du ressort de l'acupuncture, pas plus d'ailleurs que les *septicémies*, et encore moins, en dehors d'une optique expérimentale, les maladies dites « malignes » du sang : leucoses, leucémies, etc.

Appareil urinaire

84 Comment lutter contre les troubles de l'appareil urinaire ?

Dans les maladies du rein, des uretères et de la vessie avec modification des urines, le domaine de l'acupuncture est extrêmement limité, car en général les troubles sont liés à des lésions. On exclut de cette façon tuberculose ou cancer du rein, malformations congénitales, néphroses et la plupart des néphrites.

Cependant, l'action des aiguilles n'est pas négligeable dans quelques néphrites, quelques cystites, dans les coliques néphrétiques et dans tous les troubles quantitatifs de l'excrétion urinaire.

Les néphrites (ou inflammations du rein), si elles sont d'origine infectieuse, doivent être traitées par antibiotiques. Dans le traitement des séquelles d'infections, ou après les néphrites toxiques, l'acupuncture peut cependant être très utile pour lutter contre certains œdèmes, une douleur à type de pesanteur dans la région rénale, des séquelles d'hypertension, etc.

Les cystites (ou inflammations de la vessie), lorsqu'elles ne sont pas expliquées par une présence microbienne ou parasitaire trop importante, réagissent très bien à l'acupuncture.

De même, dans les *coliques néphrétiques*, où l'action est souvent spectaculaire, on peut, par les aiguilles, lever le spasme, consécutif ou non à un calcul. Il n'est pas rare d'arriver à calmer en cinq minutes une douleur de colique néphrétique intense. Pour peu que les séances se répètent les jours qui suivent, il est même possible de faciliter l'excrétion du calcul par la vessie.

En attendant l'arrivée du médecin, on peut diminuer la douleur en réchauffant la région lombaire (au point de commande *Yang*) par bouillotte, linge chaud essoré, voire air chaud d'un séchoir à cheveux ou fer à repasser tiède, par exemple. Ce sont de petites techniques qui, comme la digitopression, procurent un soulagement passager.

Les énurésies ou incontinences d'urine, ainsi que *les rétentions d'urine* (dans la mesure où elles ne résultent d'aucune lésion organique) sont le terrain privilégié de l'acupuncture. On en obtient d'excellents résultats.

Organes génitaux

85 Comment envisage-t-on la sexualité en acupuncture ?

S'il est un domaine où le seul fait de raisonner d'une façon globale, en parlant d'énergie, de vitalité, permet une meilleure compréhension, c'est bien la sexualité.

On aura beau disséquer, analyser réactions nerveuses, humorales, afflux de sang, participations psychiques, sentiments, etc., on n'aura jamais une idée exacte de l'ensemble de l'acte sexuel. D'après le mode de pensée des anciens Chinois, c'est l'être tout entier, sa vie, toutes ses énergies *Inn* et *Yang*, qui vibrent « en cet instant d'éternité » où, tout se fondant avec le Tao, il assure la survie de son espèce. Aussi, nul doute que la physiologie énergétique ne convienne particulièrement en la matière.

L'acte sexuel

Dans la mesure où l'acupuncture peut assurer un bon équilibre psychique, elle favorise de sains désirs. Mais ceux-ci peuvent être exacerbés par des caresses, notamment en tenant compte de la topographie et de la physiologie des méridiens. Les points des méridiens appartenant à des *zones érogènes* connues sont bien répertoriés :

— Ainsi en est-il de tous ceux des méridiens « rate », « estomac », « rein » et « vaisseau conception », situés sur l'*abdomen*, dans la zone dite génitale, entre l'ombilic et le pubis. Des caresses le long de ces méridiens, dans le sens de l'énergie, fournissent des sensations voluptueuses plus intenses que celles effectuées en dehors des méridiens.

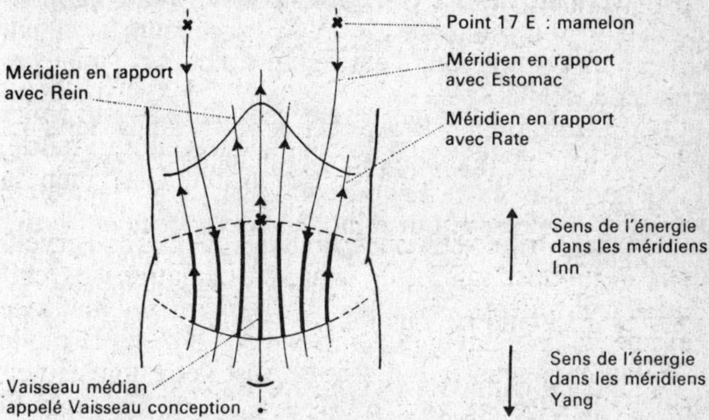

— Un aspect semblable se retrouve à la *partie postérieure du cou.*

— Soulignons l'importance aussi bien chez l'homme que chez la femme du méridien estomac sur la face antérieure du tronc, avec le point 17E correspondant au *mamelon*, et le point 30E situé dans l'*aine* ; du méridien vessie dont les deux branches sont situées dans le dos, de chaque côté de la colonne vertébrale, particulièrement sensible au *creux des reins* ; enfin du méridien curieux Tae Mo qui, encerclant la *taille* comme une ceinture, peut être stimulé aussi bien dans le sens longitudinal que transversal.

Bien sûr, *les zones érogènes les plus importantes sont situées sur les organes sexuels eux-mêmes.*

Le « vaisseau conception », chez la femme, passe par le vagin et le clitoris et, chez l'homme, sur les bourses, puis contourne la verge en passant sur la ligne médiane de sa face inférieure, l'extrémité et ligne médiane de sa face supérieure. Deux points de ce vaisseau peuvent être stimulés : le 1VC, à mi-distance entre l'organe sexuel et l'anus, le 2VC qui se trouve dans la toison pubienne ; le 1VG, par ailleurs, situé en arrière de l'anus, sous l'extrémité du coccyx, joue un rôle non négligeable.

Deux autres méridiens, s'ils sont stimulés dans le sens de leur énergie, suscitent également des réactions érogènes par caresses ou massages : le méridien « maître du cœur », qui remonte *face interne des bras,* et sous l'aisselle jusque dans le sein, et le méridien de la « rate » qui, partant de l'angle unguéal interne du gros orteil, remonte *face interne de la jambe et de la cuisse.*

A signaler enfin des points situés sur les deux faces du *pavillon de l'oreille* et utilisés entre autres dans le traitement de diverses affections psychiques et génitales. En les caressant avec la langue, par exemple, ou en les effleurant des lèvres, on peut provoquer une excitation érogène.

Les insuffisances de sexualité

La norme est l'épanouissement total de la sexualité. Il appartient au médecin acupuncteur de rétablir l'équilibre énergétique dont la perturbation aurait entraîné une insuffisance.

Néanmoins, un certain nombre de manœuvres par digitopression peuvent parfois suffire à rétablir le bon fonctionnement. Comme il s'agit le plus souvent d'un trouble profond, ancré, il faut savoir répéter ces manœuvres quotidiennement, par périodes de dix à quinze jours, cinq à sept minutes, le matin par exemple, au moment où l'énergie Yang croît le plus, dans l'heure qui suit le lever.

Chez l'homme, ces insuffisances peuvent se traduire à trois niveaux :

— *La perte du désir* liée à une perturbation psychique. Outre le traitement de l'origine de la perturbation, on peut stimuler en tonification le 7C, « porte de la paix de l'esprit » et le 8MC.

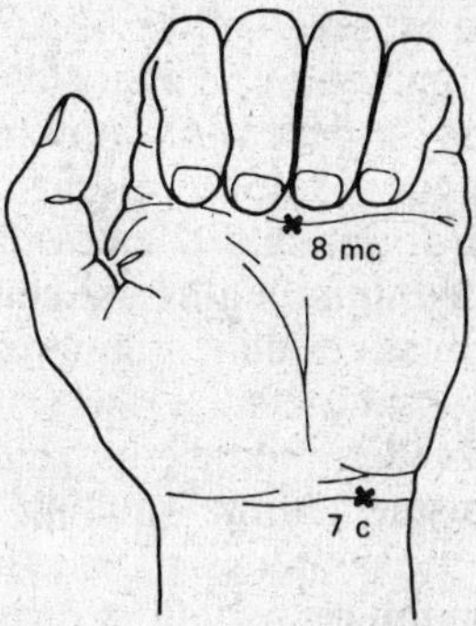

— *La non-érection ou l'érection insuffisante* peuvent être liées à un trouble de l'énergie, qui est insuffisante et qu'il faut relancer par « mini-moxas » quotidiens, sur des points situés soit sur l'abdomen (le 6VC par exemple, situé à 3 cm au-dessous de l'ombilic, sur la ligne médiane) soit dans la région lombaire.

De plus, si les troubles de l'érection ne sont pas associés à une fatigue générale ou à un vieillissement prématuré, il peut s'agir de « troubles du sang », corrigés par des mini-moxas à un point 4VC (situé à 3 cm au-dessous de 6VC sous le nombril) et une digitopression en tonification au point 6 Rate (à la cheville interne).

— *Une éjaculation précoce.* Outre les mini-moxas qui, comme précédemment, traiteraient une fatigabilité initiale, une technique simple consiste en pincement de l'extrémité du pénis entre le pouce et l'index, avant l'orgasme, pendant que le pénis est encore en érection, ou encore, en cas de menace d'éjaculation, en une pression très forte, par la partenaire par exemple, du point 1VC situé entre les bourses et l'anus sur la ligne médiane.

Chez la femme, le défaut de jouissance est souvent un problème de couple dont l'élément mâle *Yang* est trop rapide pour déclencher chez sa partenaire *Inn* les réactions sexuelles, plus lentes ; si ce n'est pas le cas, la frigidité peut trouver son origine également à trois niveaux :

— *La perte du désir,* d'origine psychique, très fréquente chez la jeune femme souvent brusquée, voire choquée dans ses idées reçues. Un « déblocage psychique » par l'acupuncture doit alors être programmé par le médecin. On peut essayer néanmoins, comme chez l'homme, la digitopression au 7C et au 8MC.

— En cas de *non-excitabilité clitoridienne*, des mini-moxas peuvent être faits sur l'abdomen ou par des techniques de tonification par digitopression en un point situé sur la face interne de la cheville.

— Enfin, *si l'orgasme ne vient pas,* ou est long à venir, on peut stimuler par digitopression en tonification le point 15E.

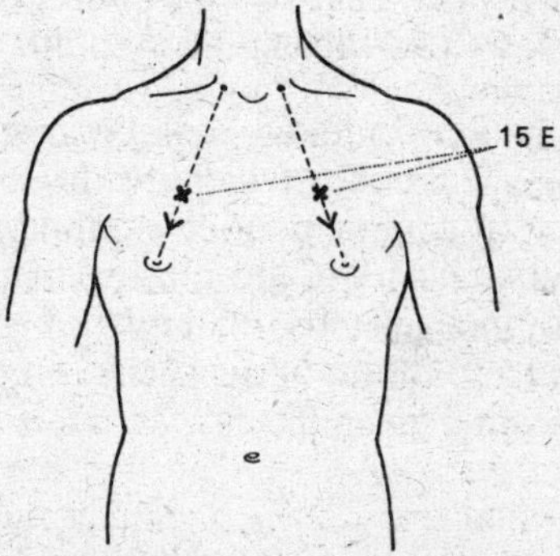

Le traitement des excès de la sexualité

Ils sont du seul domaine de l'acupuncteur. Qu'il s'agisse de priapisme, de nymphomanie ou de désordres psychiques, une harmonie peut être retrouvée. Il appartient au médecin d'établir la programmation en rapport avec l'origine de ces dérèglements.

86 Que peut l'acupuncture dans les troubles génitaux de l'homme ?

Outre les *pertes séminales*, les *éjaculations précoces*, se rattachant directement aux troubles de la sexualité susceptibles d'être guéris par acupuncture, on peut citer certaines *douleurs du pénis*, difficilement explicables en médecine occidentale. En général, elles sont liées à une mauvaise résonance de l'énergie en rapport notamment avec le méridien du foie.

On peut ainsi traiter les douleurs testiculaires, les spasmes aux testicules, certaines inflammations, voire même une enflure exagérée des testicules (hydrocèle).

Le diagnostic occidental puis l'étiquetage acupuncture de ces affections est l'affaire du spécialiste.

Seul un petit conseil peut être donné à tous, tiré du Kua-Tsu japonais : le digitomassage du 4Rt, qui permet de « rappeler à eux et d'apaiser » ceux qui ont reçu un coup à l'appareil génital.

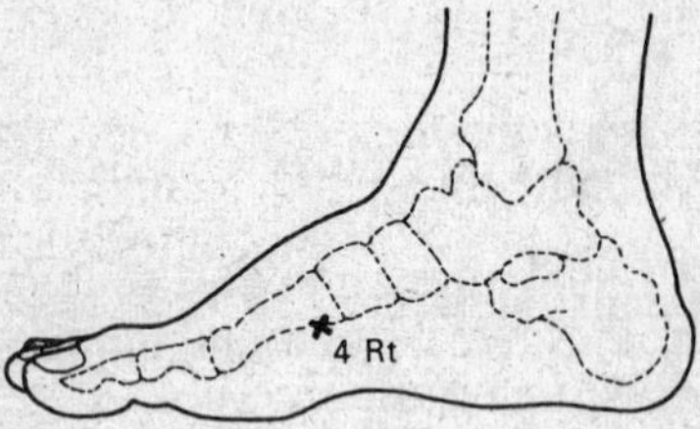

87 Que peut l'acupuncture dans les troubles génitaux de la femme ?

Les troubles génitaux chez la femme englobent un nombre beaucoup plus important d'affections pouvant être traitées par acupuncture. En effet, en plus des maladies des ovaires, de l'utérus, du vagin, de la vulve, il faut ajouter tous les dysfonctionnements des règles.

L'avantage de l'acupuncture (il n'est pas question de

digitopression en ce domaine) est d'éviter le recours aux hormones.

Les affections des ovaires : c'est l'analogie chez la femme du traitement des affections de l'appareil génital masculin.

Les affections de l'utérus, spasmes et douleurs, peuvent être améliorées, sauf si ces affections sont consécutives à des déformations anatomiques, déplacement de l'utérus, antéversion, rétroversion, prolapsus... il est bien évident que l'origine de ces spasmes ou douleurs ne peut être modifiée ; l'apaisement obtenu n'aurait alors qu'un caractère transitoire. Il ne serait pas logique de prôner de tels traitements alors qu'une intervention chirurgicale simple s'impose.

Les affections vaginales et de la vulve sont plus que les précédentes du ressort de l'acupuncture. Douleurs vaginales, spasmes du vagin ou vaginisme, pertes blanches, vaginites, prurit ou démangeaisons sont classiquement des maladies fonctionnelles. Il suffit de réduire le dysfonctionnement initial et tout s'arrange dans la mesure où il n'y a pas de surinfection microbienne. Les pertes blanches et le prurit vulvaire notamment réagissent très bien aux traitements classiques par les aiguilles.

Quant aux règles, on sait, même en médecine occidentale, combien leur régularité, leur abondance sont directement fonction de l'état général du sujet. Que tout cela passe par un mécanisme hormonal, c'est bien évident. Il n'empêche que psychisme, alimentation, fatigue, voire même climat ont une action sur les règles.

L'acupuncture doit donc pouvoir harmoniser tout désordre fonctionnel à ce niveau :

— *Quand les règles ne viennent pas ou plus,* on considère que cela correspond à une baisse d'énergie. Il y a souvent en même temps anémie, épuisement, surmenage. Il faut tonifier l'ensemble de l'énergie et dans son aspect *Yang* (énergie générale) et dans son aspect *Inn* (sang). On peut rattacher à ce mécanisme l'arrêt des règles consécutif à *la ménopause.*

— *Quand les règles sont irrégulières,* soit changeantes, soit trop espacées, soit trop rapprochées, cela est consécutif à un dysfonctionnement entre l'aspect *Inn* (sang) et l'aspect *Yang* (énergie) d'une même énergie vitale. Il convient d'harmoniser.

— De la même façon, *les douleurs des règles* sont considérées comme des stases, des amoncellements de *Inn* (sang) ou de *Yang* (énergie). Elles doivent céder à une bonne programmation acupuncture.

— *L'abondance des règles* est directement fonction du « sang », soit en insuffisance soit en excès.

De façon classique, les deux grands points qui permettent une harmonisation de « sang » et d'« énergie » sont le 6Rt à la jambe pour le sang, et le 4Gi à la main pour l'énergie. (Le méridien de la « rate » a une résonance directe sur toute la circulation des liquides, et en particulier sur l'aspect *Inn* circulant de l'énergie : le sang. Le méridien du « gros intestin » a une résonance sur l'assimilation des aliments et leur transformation en énergie.) En tonifiant l'un, en dispersant l'autre, ou vice versa, ou en tonifiant ou dispersant les deux, on peut obtenir une action sur l'équilibre énergie/sang de l'organisme et donc sur les règles. Il ne reste plus alors qu'à traiter la cause du déséquilibre.

Forme et teint

D'après les Chinois, un déséquilibre étiqueté *Inn* ou *Yang* est perceptible à tous les niveaux. Ainsi, de prime abord, la forme d'un individu, son allure générale, permet au médecin acupuncteur d'orienter utilement son diagnostic, l'aspect de chacun de nous reflétant et notre personnalité et nos déséquilibres...

A l'inverse, en rééquilibrant l'énergie générale, on doit avoir une action sur l'aspect extérieur ; une ligne dite harmonieuse est la norme, variable selon les individus, leur programmation héréditaire et le milieu dans lequel ils vivent... Obésité et maigreur ne sont considérées ici que comme des signes de dysfonctionnements énergétiques, qu'il est possible d'harmoniser par les aiguilles.

88 **Traitement de l'obésité : attention aux charlatans !**

Maigrir par acupuncture... Ce fut le cheval de bataille de certains médecins en quête de publicité plus ou moins malséante... Comme si trois aiguilles ou la digitopression pouvaient faire fondre les kilos superflus par enchantement ! Il existe même de nombreux appareils plus ou moins scientifiques qui, assure-t-on, permettent à chacun de retrouver un point d'acupuncture, de le stimuler et... de faire maigrir ! C'est bien sûr beaucoup plus complexe.

Mais l'acupuncture permet d'obtenir des résultats souvent meilleurs qu'avec des inhibiteurs d'appétit, des diurétiques ou des hormones à base d'extraits thyroïdiens, tous procédés non dénués de danger. Évidemment un certain *régime* doit être institué. Il faut résorber les réserves alimentaires ; la moindre des choses est de ne pas les renouveler.

Par ailleurs, une fois le poids idéal retrouvé, une *bonne hygiène de vie*, physique, psychique et alimentaire est conseillée.

En réalité, le problème de l'obésité est très complexe. Avant tout, il convient de préciser que, normalement, un sujet bien équilibré, en bonne santé, sans problème physiologique ou psychique particulier, peut manger à peu près n'importe quoi. Il ne grossit pas. C'est *à la suite d'un déséquilibre*, compensé plus ou moins consciemment par la prise de nourriture ou une plus grande assimilation des aliments, que les kilos superflus s'installent. Ce peut être un changement de vie, l'arrêt d'un sport, l'arrêt du tabac, des soucis, un chagrin, une grossesse chez les femmes, la ménopause... Il y a toujours un déséquilibre initial. Or l'acupuncture a justement la prétention, par une action énergétique, de réduire tout déséquilibre, d'en effacer les conséquences sur l'ensemble de l'organisme ; c'est là que nous pouvons être utiles.

Il ne sert à rien de prescrire un régime amaigrissant draconien, fût-il sur plateau d'argent, si on n'élimine pas les causes de la prise de poids. Avec un régime, certes, on maigrit ; puis, dès qu'on l'arrête, très vite, on revient au poids initial. Par le diagnostic, le médecin décèle les causes du déséquilibre énergétique, par suite les points à puncturer. C'est l'acte initial de tout traitement amaigrissant sérieux par acupuncture.

89 Cellulite : priorité aux massages

Les cellulites ne sont, en acupuncture, que des stases, des amoncellements de *Inn* (ici de liquide) sur le trajet de certains méridiens. Il est à remarquer qu'effectivement la cellulite dite en « culotte de cheval » se trouve sur le trajet du méridien VB « vésicule biliaire » aux hanches, que le 8F au pli interne du genou est souvent un lieu de prédilection d'un amas cellulo-adipeux, qu'il existe certaines cellulites sur le devant de la cuisse, le long du trajet du « méridien de l'estomac » ou face interne de la jambe, le long du trajet du « méridien de la rate ».

Comme pour l'obésité, le traitement doit *viser avant tout à la rééquilibration énergétique générale* de l'individu. Trouver l'origine de cette stase — et pourquoi à cet endroit. Cela peut être soit un blocage d'ordre mécanique ou psychique, soit une insuffisance de l'organe ou entraille correspondant, ou encore une insuffisance globale d'énergie.

Seul le médecin acupuncteur est capable, par raisonnement, de préciser les points à stimuler ou à disperser pour traiter l'origine de l'affection. Donc pour établir le « véritable » traitement.

Néanmoins, en ce qui concerne la cellulite, *nombre de points peuvent être stimulés* efficacement chaque jour, en digitopression ou massages, pour peu qu'en même temps s'établisse une bonne hygiène de vie (oxygénation, sport, et l'absorption quotidienne d'une quantité suffisante de liquides, environ deux litres d'eau.

— Ainsi peuvent être stimulés les points dits de « rétention hydrique » : le 6Rt et le 28E, en dispersion.

— De même, un certain nombre de points particuliers à telle ou telle localisation cellulitique. Citons, pour les cellulites du ventre : le 41VB, point situé aux pieds qui, dit-on, « règle les graisses du bas-ventre ». Pour les cellulites de la région lombaire : le 26V. Pour la cuisse : le 34E surtout si, en plus, il y a troubles de l'énergie de l'estomac, ainsi que le 36E. Pour les cellulites du mollet, c'est le 56V. Les points 6 et 10Rt sont à stimuler dans des cellulites « ovariennes » qui augmentent ou diminuent en relation avec les règles, et dans tous les troubles de la circulation sanguine ; c'est l'exemple des « grosses jambes ».

— Enfin et surtout, le *drainage des méridiens* le long desquels s'accumulent les amas hydrolipidiques : le méridien VB (vésicule biliaire) pour la cellulite en culotte de cheval ; le méridien E (estomac) pour la cellulite de la face antérieure des cuisses ; ainsi que les méridiens F (foie), R (rate) et TR (triple réchauffeur), respectivement pour la cellulite du bord interne des genoux, celle de la face interne des jambes et de la face externe des bras.

Le sens du massage est important. Du bout des doigts, ou même au gant de crin, il faut stimuler toute la région de la fesse, puis descendre côté externe de la cuisse et face antérieure de cette dernière, avec un maximum de pression à la racine du membre en haut, pression qui se relâche au fur et à mesure qu'on descend ; à l'inverse, on part du bas de la cheville, avec un maximum de pression, et on remonte face interne de la jambe et de la cuisse, en allégeant progressive-

Vue de dos

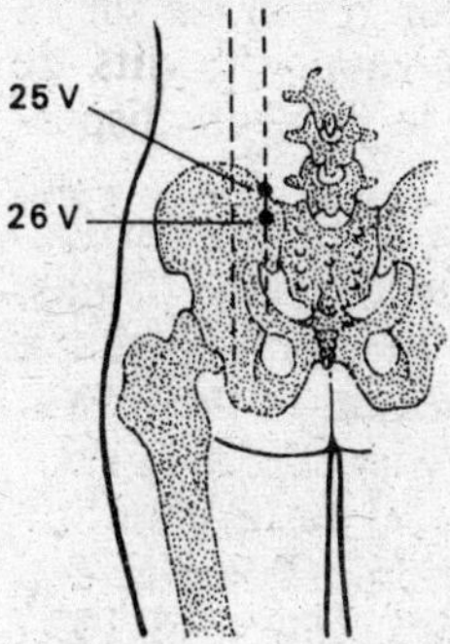

Vue interne
de la jambe droite

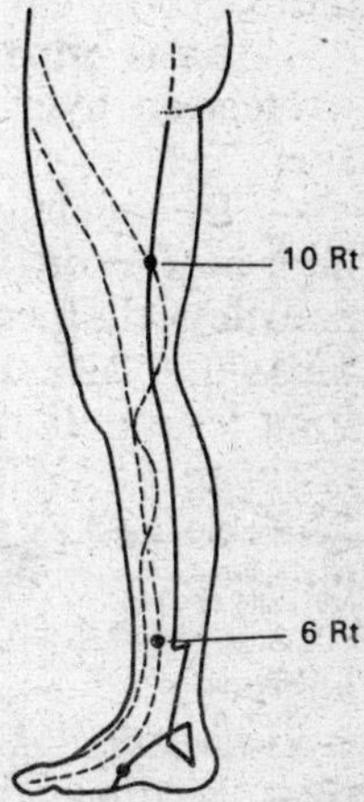

Vue de face

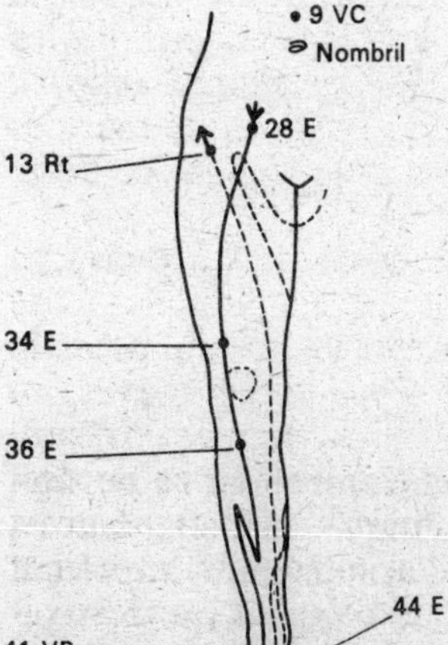

Vue de dos
Jambe droite

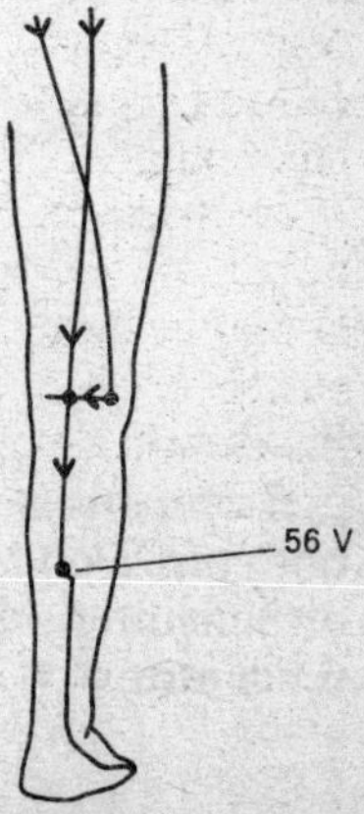

ment cette pression. Pour les membres supérieurs, on part de l'extrémité de la main pour remonter sur le dos de l'avant du bras, puis de l'épaule.

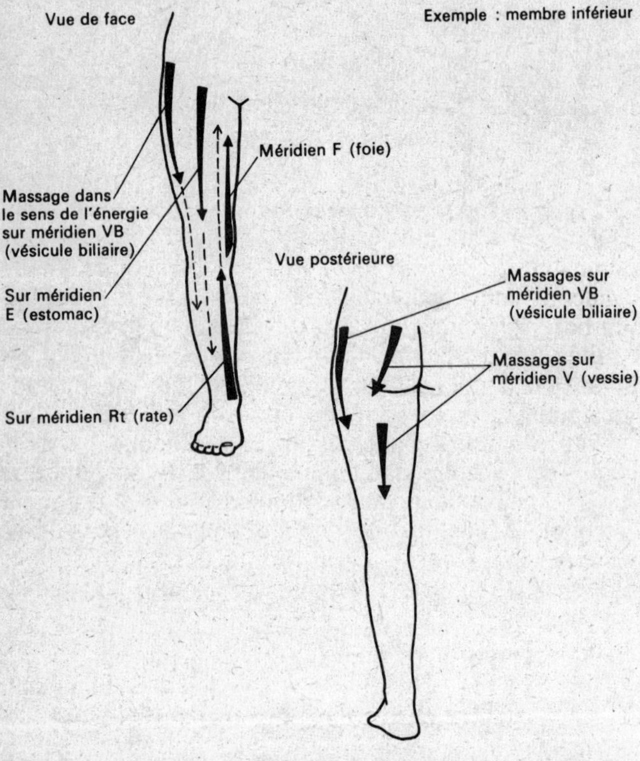

Il faut insister plus particulièrement sur la portion qui correspond à l'amas cellulitique, en s'attardant en dispersion à chaque point d'acupuncture important rencontré.

De telles séances de cinq à dix minutes peuvent être répétées chaque jour. De toute façon, cela n'exclut pas l'utilisation des traitements classiques : diététique et physiothérapie.

90 L'efficacité des aiguilles pour les maigreurs

Les maigreurs, paradoxalement, sont beaucoup plus difficiles à traiter. Il ne suffit pas de manger, il faut avoir faim et surtout il faut grossir. Des points d'acupuncture sont réputés efficaces en la matière. Le 2Rn, au bord interne du pied, par exemple, qui, d'après les traités, « donne une faim dévorante », le 41E, en avant de la cheville, au cou-de-pied, qui est le point de tonification au méridien de l'estomac, etc.

Par un entretien approfondi et une bonne connaissance de l'histoire du patient, le médecin acupuncteur pourra déterminer la programmation des points à puncturer. Précisons qu'il y a autant de programmations différentes que de cas de maigreurs. On obtient en général de bons résultats par la pose d'aiguilles.

91 L'acupuncture en dermatologie

Un dermatologue devrait étudier l'acupuncture. En Occident, en France notamment, l'encyclopédie médico-chirurgicale consacre presque plus de volumes à la description des maladies de peau qu'à l'ensemble des autres spécialités médicales. Pourtant, lorsqu'on arrive au traitement, tout se résume en quelques pages. En acupuncture, sur le chapitre dermatologie, ce pourrait être le contraire. Les traitements proposés sont variés, car ils sont en rapport avec le déséquilibre énergétique initial. La maladie de peau n'est qu'un symptôme, souvent une extériorisation, d'un trouble plus profond. Les acupuncteurs obtiennent en ce domaine d'excellents résultats.

Le teint

Comme nous l'avons vu dans l'analogie des cinq éléments, la couleur prédominante du teint peut orienter le diagnostic : ainsi le rouge en excès indique un dysfonctionnement cœur-circulation sanguine, le jaune celui de la rate et de l'assimilation des aliments, le blanc le poumon, le noir le rein, le vert enfin celui du foie.

Par ailleurs, la peau doit être souple, ni sèche ni humide. Si le teint est « perturbé » aussi bien dans sa couleur que dans son aspect, l'acupuncteur en rétablissant l'équilibre énergétique de l'individu le fait redevenir normal. D'où quantité d'applications en esthétique. On traite par acupuncture le « teint pâle », le teint rouge, notamment au visage, aux mains ou au nez, la couperose, les taches de rousseur et même le vitiligo. Chute de cheveux, pellicules, ongles cassants, hyperpilosité sont également susceptibles d'être améliorés.

En ce qui concerne *les maladies de peau*, on peut traiter acné, furoncles et abcès (tout au moins le terrain propice à l'éclosion de ces derniers), verrues, ulcérations de peau, urticaire, engelures et éruptions diverses : eczéma, herpès, et certaines « enflures de peau » appelées allergies en médecine orientale.

La pose d'aiguilles, en quatre ou cinq séances, doit pouvoir permettre la disparition de ces signes.

A noter qu'autrefois les maladies éruptives — scarlatine, rougeole, rubéole —, maladies pustuleuses ou papuleuses étaient également traitées par les aiguilles. Il s'agit en effet de manifestations traduisant à l'extérieur un déséquilibre s'accompagnant d'une surinfection. De nos jours, on traite d'abord la surinfection, seul le zona reste une indication classique.

Obstétrique

92 L'acupuncture peut-elle être utile en obstétrique ?

Fécondité excessive et stérilité sont décrites l'une et l'autre comme influencées par l'acupuncture. On peut empêcher la « conception » en stimulant certains points situés à la cheville et au poignet. De même, on peut guérir une stérilité dans la mesure où celle-ci est purement fonctionnelle et non liée à une malformation ou à un problème de couple.

Pendant la grossesse, c'est une règle générale, on ne pose pas d'aiguilles à une femme enceinte ; si les points sont mal choisis, on risque un avortement. Une seule exception : les vomissements du début de grossesse, qui peuvent être arrêtés par la stimulation modérée mais quotidienne à l'aiguille ou en digitopression de points conseillés de façon empirique (poignet et jambe).

En cas de *menace de fausse couche*, il me semble plus prudent d'utiliser les méthodes de substitution hormonales connues en Occident. En effet, il serait tout à fait hasardeux de la part d'un médecin de proposer le traitement acupuncture, comme cela a pu être décrit.

A l'accouchement, en revanche, l'action des aiguilles peut être valablement recherchée :

— Si *le fœtus se présente mal*, le moxa intense (pendant trente minutes) situé à l'extrémité du petit orteil peut être répété chaque jour, jusqu'à ce que le fœtus vienne occuper sa position normale. Il faut préalablement s'être assuré qu'il n'existe aucune cause mécanique telle que bassin rétréci, anomalies utérines et certaines tumeurs pelviennes.

— On peut régulariser également toute *anomalie de contractions* utérines liée à une inertie de l'utérus : accouchement trop long, placenta ne venant pas. Le choix des points dépend de la symptomatologie.

— Citons surtout les possibilités d'*analgésie par acupuncture au cours de l'accouchement*, promise certainement à un grand développement. On utilise des points locaux, comme le 4VC (sur la ligne médiane de l'abdomen) et d'autres à distance, comme le 34VB situé à la jambe, point d'action générale sur tout ce qui est musculaire. La stimulation peut être faite à la main ou au stimulateur électrique. Après un certain temps d'induction, les douleurs consécutives aux contractions diminuent puis disparaissent. Ces techniques sont abondamment décrites dans les manuels chinois, mais leur application pratique dans nos pays n'en est qu'au stade expérimental.

Après l'accouchement, pertes, douleurs résiduelles lactation insuffisante sont susceptibles d'être régularisées par l'acupuncture.

Autres questions

93 Peut-on utiliser l'acupuncture chez les enfants ?

Voilà une question souvent posée, à laquelle il faut répondre oui sans hésitation. Mais cela ne va pas sans quelques précautions.

Jusqu'à l'âge de dix-huit mois, la règle est pourtant de s'abstenir. Il semblerait que les lignes de résonance bien particulières appelées méridiens ne soient pas très systématisées encore chez le tout-petit et que la pose d'aiguilles n'ait pas une action très efficace. Tout se passe comme si le schéma énergétique initial existait, bien sûr, mais encore flou. En outre, la puncture chez l'enfant peut apparaître traumatisante, les risques de lésions ou de surinfection sont plus grands.

Aussi préfère-t-on en général la stimulation de zones ou du trajet de tel ou tel méridien, par massages du bout du doigt ; la digitopression est, là, réservée au seul médecin acupuncteur. Les résultats recherchés sont d'ailleurs très rapidement obtenus, comme si l'enfant était hyper-réceptif.

A partir du moment où l'enfant peut marcher, la pose d'aiguilles, en très petit nombre, peut permettre de résoudre un certain nombre de troubles fonctionnels.

Dès l'âge de douze, treize ans, un enfant peut être traité comme un adulte.

Classiquement, outre l'énurésie (les émissions involontaires d'urines nocturnes) dont il a déjà été question, on traite par acupuncture, chez l'enfant, les convulsions, les crises de tétanie, certains vomissements, maux de ventre, gênes respiratoires, voire des syndromes de dénutrition.

On retrouve même dans les manuels anciens des programmations suggérées pour traiter coqueluche, oreillons, méningite, épilepsie. Il va sans dire qu'actuellement nous disposons d'autres traitements, et que l'acupuncture n'est ici qu'un adjuvant.

94 **Quel intérêt peut avoir l'acupuncture contre le vieillissement ?**

Dans la philosophie taoïste, tout être vivant s'organise depuis sa conception autour d'un schéma énergétique reçu : germe de la vie par essence, « potentiel de vie », encore appelé « énergie ancestrale » ou héréditaire.

Cette « énergie ancestrale » ne peut être augmentée. Elle existe au départ et, peu à peu, au fil des ans, elle s'amenuise, s'use... La programmation initiale est moins fidèle, elle se modifie, se dégrade. C'est l'origine du vieillissement qui ne peut aboutir qu'à la mort. Aussi est-on conscient, depuis des siècles, qu'il n'est pas possible d'éviter ce processus par acupuncture, mais seulement de le retarder. On ne peut tonifier, rajouter de l'énergie ancestrale comme on tonifie l'énergie d'un organe. On peut toutefois favoriser le plein épanouissement de la vie sur le schéma héréditaire initial et éviter au maximum la dégradation de ce dernier.

Logiquement, c'est dès l'instant de la conception qu'il faudrait retarder le processus de vieillissement. Dans la pratique, l'homme ne commence à s'en préoccuper qu'à l'amorce du déclin, à la ménopause chez la femme, à l'andropause chez l'homme.

La ménopause

Dans le concept acupuncture, on insiste sur un certain symbolisme des chiffres. Celui de la femme, « céleste » (puisque par elle se renouvelle la vie), est le 7 (symbole de l'éternité chez les anciens taoïstes). A sept ans, la petite fille devient raisonnable, à quatorze elle est pubère, à vingt et un c'est une femme, et à sept fois sept : quarante-neuf, elle arrive à son terme en tant que reproductrice, c'est la ménopause. Celle-ci doit s'accomplir de façon harmonieuse.

Toute dysharmonie se traduit par des troubles fonctionnels, bouffées de chaleur, prurits, troubles psychiques allant du névrosisme à la mélancolie, « engraissement », etc. Une régulation énergétique, notamment dans le temps, en vient facilement à bout. Tous ces troubles peuvent facilement être régulés par un médecin acupuncteur compétent. On ne retarde pas la ménopause, on la fait vivre harmonieusement.

L'andropause est plus tardive. Le chiffre symbolique, ici, est le 8. Plus stable, avec une nuance de caractère fini. On ne peut aller au-delà. A huit ans seulement, le garçon devient raisonnable, à seize il est pubère, à vingt-quatre c'est un homme accompli. Soixante-quatre (huit fois huit), son rôle d'agent reproducteur est terminé, c'est l'andropause. Dans l'idéal, il lui faut la vivre dans l'harmonie. Là encore, l'acupuncture peut empêcher ou corriger tous les troubles fonctionnels qui pourraient survenir : transpiration, fatigabilité, insomnies, etc.

Ces deux nombres — quarante-neuf ans chez la femme, soixante-quatre chez l'homme — apparaissent alors comme un terme, mais un terme seulement à l'activité reproductrice. Il est bien évident que si le vieillissement est ici un processus physique, *Inn* lié à la matière, son aspect mental *Yang* est moins directement lié à la succession des années.

95 Qu'espérer de l'acupuncture contre le cancer ?

Il n'existe aucun livre d'acupuncture, traité ancien ou interprétation moderne, qui ose proposer un traitement du cancer.

Et pourtant... Le raisonnement global à la chinoise permet par analogie une approche différente de ces graves condensations *Inn* que sont les cancers.

A leur origine, défaillance d'énergie ancestrale héréditaire, trauma répété, blocages psychiques, défaut d'apport de l'énergie alimentaire, tout peut être envisagé... et cela, de façon différente selon l'organe atteint.

De toute façon, il faut harmoniser, et que risque-t-on ?

Un seul impératif, mais de première importance, il ne faut jamais que l'acupuncture ait la prétention de se substituer aux traitements palliatifs actuellement connus : chimiothérapie, radiations, exérèses chirurgicales.

Il serait criminel de différer l'ablation d'un sein cancéreux par exemple, au profit d'un traitement par les aiguilles ; mais qu'on associe l'un avec l'autre, pourquoi ne pas oser ? C'est là une décision qui ne peut être laissée qu'au médecin acupuncteur, ou encore mieux au cancérologue, qui se devrait de considérer les possibilités éventuelles de l'acupuncture avec quelque intérêt.

Désintoxication

Parler de l'acupuncture comme agent essentiel dans les désintoxications est un sujet qui me tient particulièrement au cœur.

Depuis l'Antiquité sont connus, dans les manuels chinois, des points qui, stimulés, permettent une diminution ou une disparition de l'impression de manque vis-à-vis d'une drogue. Ce sont essentiellement les points « vésicule biliaire » de nasothérapie et le point VB 8, situé sur le cuir chevelu, qui est en fait une « plage » plus qu'un point, que l'on retrouve de chaque côté du crâne, à trois travers de doigt au-dessus du pavillon de l'oreille.

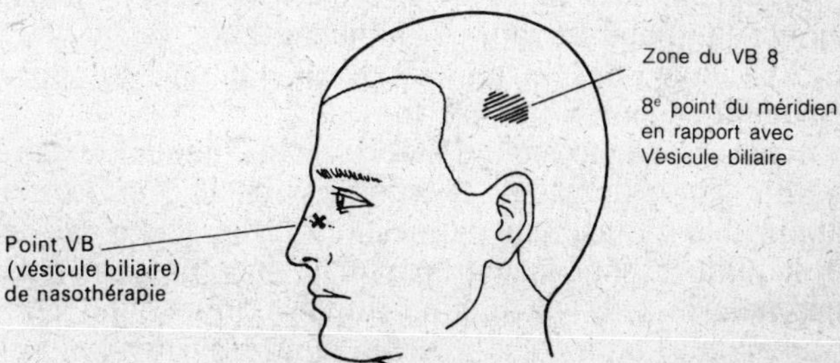

96 Peut-on arrêter le tabagisme ?

L'idée de reprendre la stimulation de ces points utilisés jusqu'ici pour désintoxication de l'opium, pour lever l'assuétude du fumeur au tabac, remonte aux années 50.

Mais ce ne fut qu'à l'occasion de la campagne antitabac menée en France vers 1975 qu'elle fut véritablement connue. C'était là en effet une façon simple, spectaculaire et facilement contrôlable, de prouver l'efficacité de l'acupuncture.

C'est ainsi que successivement parurent un certain nombre d'articles sur tabac et acupuncture, et notamment ceux relatant une expérimentation statistique avec lots témoins que j'avais menée à l'hôpital Broussais. Nous avions 75 p. 100 de succès (arrêt total du tabac après cinq semaines) parmi les fumeurs à trente cigarettes par jour traités de cette façon, contre 25 p. 100 parmi ceux qui, ayant reçu la même préparation psychologique, avaient eu des aiguilles implantées en des points dits « placebos » (qui ne correspondent à aucun point d'acupuncture répertorié).

Depuis lors, la méthode s'est perfectionnée. On y a ajouté l'auriculothérapie. Maintenant, elle est partout utilisée, avec des variantes selon l'état de l'équilibre énergétique individuel du fumeur.

Il est même possible d'établir un traitement « standard », sorte de gadget merveilleux de l'acupuncture, applicable à tous, dans la mesure où il n'existe pas de déséquilibre sous-jacent majeur. Ainsi propose-t-on des thérapies de groupe, de trente à trente-cinq personnes, où l'on associe mise en condition psychologique et efficacité de l'acupuncture.

C'est ce qui se fait à l'hôpital, et aussi, maintenant, au sein même de certaines entreprises, sur les lieux de travail, dans le cadre de la prévention.

97 Pour ne plus boire démesurément

Plus encore que le tabac, l'alcool est une drogue, avec son assuétude et sa sensation de manque. L'acupuncture peut donc être très utile pour aider au sevrage.

Un traitement fut même codifié, avant 1940, notamment dans *Acupuncture chinoise* de Soulié de Morant. Pourtant, cette possibilité de désintoxication n'est pas connue du grand public. C'est qu'en France, parler de l'alcoolisme c'est un peu aborder un sujet tabou ; et puis il ne peut y avoir, comme pour le tabac, un traitement standard. L'alcool est déjà une drogue forte, qui compense souvent un déséquilibre initial qu'il faut comprendre et traiter, et qui, de plus, aggrave ce déséquilibre par des dégâts physiques et psychiques.

On ne peut rechercher la disparition du « manque » chez l'alcoolique sans traiter en plus l'organe « foie » (toujours plus ou moins altéré), le mental, et aussi relancer l'énergie générale. Il n'y a donc que des cas particuliers.

98 Pour cesser de se droguer

Héroïne, morphine et dérivés... posent le même problème, à un degré encore au-dessus.

Le drogué est souvent un personnage hypersensible, affaibli par l'usage des stupéfiants. La drogue apparaît pour lui plus qu'une fuite : une compensation, une « béquille » pour survivre dans un monde qui l'agresse.

Aussi ne peut-on obtenir de bons résultats en acupuncture, dans ce cas, qu'en tenant compte de l'entourage : hommes et faits. Les points de désintoxication sont nécessaires, la rééquilibration énergétique sous-jacente et la correction des dégâts fonctionnels consécutifs à la prise de drogue indispensables, mais cela ne suffit pas. Il faut réinsérer, « aimer », dans le sens relationnel, l'homme ou la femme que l'on veut désintoxiquer. C'est souvent un problème qui dépasse le médecin acupuncteur, puisqu'il s'agit de l'insertion sociale et familiale de l'individu. J'ai obtenu bien des « guérisons » de la drogue chez des jeunes dont le désir fervent de s'en sortir était indiscutable. Par acupuncture, la sensation de manque avait disparu, les symptômes de déséquilibre paraissaient guéris. Logiquement, il ne suffisait plus que d'un peu de repos pour que l'organisme se « cicatrise », que le sujet redevienne lui-même... Malheureusement, rares sont les guérisons ainsi obtenues qui furent de vrais succès... Les mêmes causes produisaient les mêmes effets, il manquait l'« amour »... et le sujet hypersensible retournait vers ses anciens amis et... replongeait.

Ici, l'acupuncture peut apparaître comme un moyen, comme un coup de pouce, qui aide à la guérison mais ne résout pas tout. Il est cependant dommage qu'on ne l'utilise pas plus souvent dans les centres spécialisés.

99 Que penser de l'anesthésie par acupuncture ?

Je préfère employer ici le terme d'analgésie, certainement plus précis et moins connu que celui d'« anesthésie » par acupuncture. En effet, la pose d'aiguilles permet non d'endormir un patient, mais de faire en sorte qu'il ne ressente pas la douleur. Nous gardons tous en mémoire ces images étonnantes venues de Chine, où le malade discute tranquillement, plaisante même avec les médecins qui l'opèrent...

La disparition de la douleur ainsi obtenue fut certainement l'un des phénomènes résultant de l'acupuncture les plus étudiés, car indiscutable dans ses effets, mais incompréhensible dans l'état des connaissances scientifiques de l'Occident. C'est à ce sujet que fut développée l'hypothèse des endorphines dans l'explication occidentale moderne de l'acupuncture.

Une aventure extraordinaire

Ce n'est que tout récemment, dans la Chine de Mao, vers 1956, que les Chinois firent leurs premières expériences en analgésie. Par le raisonnement traditionnel, on savait depuis longtemps que la stimulation du 4GI (point situé sur le poignet, entre le pouce et l'index) pouvait réduire tout dysfonctionnement énergétique au niveau de la face et des joues. De ce fait, on « essaya » cette propriété dans les séquelles douloureuses des amygdalectomies, et... avec succès. L'idée vint alors d'utiliser toujours les mêmes propriétés de la stimulation de ce point, non plus dans un but curatif mais préventivement, avant l'intervention chirurgicale... également avec succès. Ce fut le début d'une aventure extraordinaire où peu à peu, expérience après expérience, les Chinois s'aperçurent que l'on pouvait « analgésier » la peau, puis les viscères.

Devant les succès obtenus, ils étendirent l'utilisation de l'analgésie acupuncturale des interventions mineures (comme l'ablation de kystes cutanés) à des interventions majeures (chirurgie thoracique, pulmonaire, du cerveau) et à toute la chirurgie.

Peu à peu, s'ajoutant aux points classiques connus, furent répertoriés des points nouveaux. La stimulation des aiguilles faite à la main initialement devint électrique, et des appareils spéciaux furent conçus dans ce but.

En France, puis en Europe, la méthode fut essayée avec plus ou moins de succès, à Marseille notamment. Cependant, elle reste du domaine de l'expérience et réservée aux seuls cas où les produits classiques de l'anesthésie générale sont mal tolérés. Du point de vue expérimental, plusieurs interventions chirurgicales furent pratiquées de cette façon : césariennes, thyroïdectomie, amygdalectomie, ablations de glandes salivaires, appendicectomies, cholécystectomies (ablation de vésicule biliaire), cures de hernie, adénofibromes mammaires, fistules anales, etc. Mais on est encore loin des succès publiés et filmés par les Chinois contemporains : ablation d'un poumon, hystérectomie, chirurgie du cerveau, etc.

Les recherches se poursuivent de nos jours, en particulier sur l'animal. Ainsi, au fil des expérimentations, on est arrivé peu à peu à codifier une méthodologie avec indication de trois ou quatre points par intervention et choix d'une fréquence de stimulation.

L'aspect pragmatique et surtout le faible coût d'une

telle méthode contribue à son développement, surtout en Asie et dans les pays du tiers monde. Dans nos pays, gageons que dans un avenir plus ou moins lointain l'analgésie par acupuncture deviendra pratique courante pour les petites interventions et chez tous les sujets allergiques aux anesthésiants habituels.

100 Que peut apporter l'acupuncture à l'art dentaire ?

Les analgésies dentaires sont relativement faciles à obtenir. J'en ai moi-même pratiqué au début de mes études d'acupuncture, où, avec quelques confrères, nous avions parfois besoin d'être confortés par l'obtention de résultats indiscutables, alors que quotidiennement l'approche philosophique, parfois ésotérique et surtout chinoise de cette médecine nous déroutait quelque peu.

On peut utiliser les aiguilles, par exemple en des points locaux, soit seules, soit stimulées électriquement. On peut aussi, de la simple pression du doigt en un point local de la joue, faite d'une certaine façon, obtenir une analgésie courte, transitoire mais suffisante.

En France, les points utilisés de façon habituelle par un petit nombre de dentistes sont choisis à distance : 4GI, entre le pouce et l'index, 44E au pied. Les aiguilles sont reliées à des stimulateurs électriques. Malheureusement, la méthode se révèle longue et aléatoire ; l'injection d'un produit anesthésiant est bien plus rapide.

En revanche, tous les syndromes fonctionnels sur-

UNE EXTRACTION DENTAIRE EN CHINE

« Au service dentaire de l'hôpital du district de Shun-Yi, à une cinquantaine de kilomètres au nord-est de Beijing (Pékin), deux fauteuils voisins étaient occupés par des ouvriers agricoles locaux. Tous deux devaient se faire arracher une dent du haut et manifestaient une certaine appréhension naturelle. Aucun n'eut droit à une injection quelconque. Le dentiste planta une aiguille dans la joue droite d'un client et la fit tourner dans ses doigts une vingtaine de secondes. "Ouvrez tout grand", ordonna-t-il. Le patient obéit ; d'un geste sec, le dentiste extirpa la dent. Il s'approcha de l'autre fauteuil, cette fois sans aiguille. Il se contenta d'appuyer l'index sur la joue droite du patient, très fort, mais peu de temps. "Ouvrez tout grand"... Plus de dent. J'interrogeai les deux hommes par l'intermédiaire d'un interprète. L'un d'eux admit avoir ressenti "un petit tiraillement au début", vite disparu, l'autre n'avait rien senti. Tous deux étaient souriants et détendus. La souffrance est de nature subjective ; je n'ai pu "mesurer" ce que chaque patient avait éprouvé lors de l'extraction de sa dent. Mais j'ai pu constater qu'aucun d'eux n'a crié, pâli ni transpiré à grosses gouttes. »

(Publié par John Bland, dans *Santé du Monde*, bulletin de l'O.M.S.)

venant dans la bouche et les dents peuvent être traités par acupuncture : *affections des gencives, douleurs, enflures, inflammation...* De la même façon, le médecin acupuncteur devrait pouvoir supprimer (non pas analgésier mais faire disparaître l'origine de) la plupart des douleurs dentaires, même liées à des caries ou à des fluxions.

Dans la pratique, *par soi-même*, en attendant d'aller chez le dentiste, devant une *douleur dentaire*, on peut essayer une technique de digitopression : tonification du 4GI, entre pouce et index (main droite par exemple, si la douleur dentaire est à gauche), et dispersion du 44E au pied, du même côté que la douleur. On ajoute en plus une compresse chaude sur la joue, localement. Tout ceci contribue à atténuer fortement la douleur, mais ce n'est qu'un pis-aller.

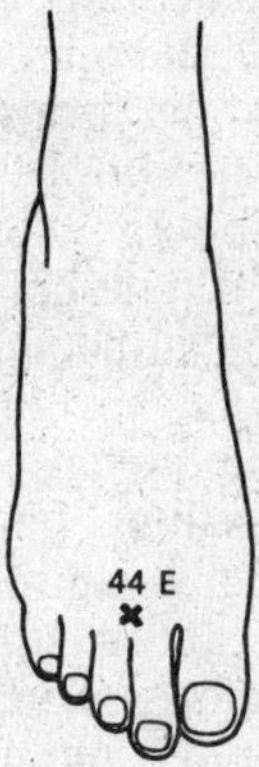

101 Que peut apporter l'acupuncture à l'art vétérinaire ?

Pour l'animal comme pour l'homme, l'état de bonne santé correspond à une résonance harmonieuse des différentes énergies de la nature. Si, par la pose d'aiguilles en des nœuds de résonance, on peut favoriser cette harmonie, on ne voit pas très bien pourquoi l'acupuncture ne pourrait pas être utilisée chez l'animal autant que chez l'homme. C'est d'ailleurs ce qui fut fait dès la plus haute antiquité. On retrouve des planches anatomiques du porc, de la vache, de l'éléphant même, où sont précisés les méridiens et leurs points. Ce sont les mêmes douze méridiens que l'on retrouve chez l'homme. Bien que leurs rapports les uns vis-à-vis des autres soient analogues, leurs trajets sont, bien sûr, différents.

Dans la Chine actuelle, il existe toute une branche vétérinaire de l'acupuncture. On y apprend comment traiter le cheval, la vache, le porc, mais aussi la poule ou le canard. Des expériences ont pu être faites chez le lapin, le chien. Des opérations majeures avec résection intestinale, par exemple, ont été pratiquées devant témoins occidentaux, sous analgésie par acupuncture chez le cheval (que l'on ne pouvait suspecter d'être conditionné psychiquement).

En France, il existe une section vétérinaire à l'Association française d'acupuncture. Les applications pratiques ne sont intéressantes, pour l'instant, que dans les traitements des petits animaux, chiens et chats. Tout reste à créer, à découvrir en ce domaine. Nul doute que, dans les années à venir, on ne trouve des cliniques vétérinaires d'acupuncture, avec tous les avantages que cela implique.

Quelques adresses

Syndicat des médecins acupuncteurs
Domus medica : 60, boulevard Latour-Maubourg, 75340 Paris Cedex 07
Tél. : (1) 277-89-48.

Confédération nationale des Associations médicales d'acupuncture (1969)
60, boulevard Latour-Maubourg, 75007 Paris
Tél. : (1) 225-84-46

***

Les sociétés principales fondatrices de la Confédération

Association française d'acupuncture (fondée en 1945 sous l'appellation S.F.A., transformée en 1967), avec ses centres I.M.T.C. (Instituts de médecine traditionnelle chinoise) d'enseignement (reconnus par la Chine populaire) à Paris (hôpital Necker), Bordeaux, Limoges, Marseille, Nice, Strasbourg et Toulouse, et son centre de perfectionnement à Paris
251, rue Saint-Jacques, 75005 Paris
Tél. : (1) 329-21-23

G.L.E.M. - Groupe lyonnais d'études médicales (1955)
108, rue du Docteur-Pocard, 69005 Lyon
Tél. : (7) 825-30-36

O.E.D.A. - Organisation pour l'étude et le développement de l'acupuncture (1963), avec ses collèges de Paris (centre de La Fuye), de l'Est (Metz), du Nord (Douai), de l'Ouest (Rennes), du Sud-Ouest (Toulouse) et du Centre (Vichy)
8, avenue Franklin-D.-Roosevelt, 75008 Paris
Tél. : (1) 359-46-09

S.M.A. - Société médicale d'acupuncture (1955)
63, rue Aublet, 13300 Salon-de-Provence
Tél. : (90) 56-14-00

auxquelles il faut ajouter

A.S.M.A.F. - Association scientifique des médecins acupuncteurs de France, avec le Centre d'études (École française d'acupuncture, hôpital des Invalides)
2, rue du Général-de-Larminat, 75015 Paris
Tél. : (1) 273-37-26

L'Université de médecine naturelle de Bobigny
93000 Bobigny

Autres sociétés

S.I.A. - Société internationale d'acupuncture (1976), avec la *S.I.A. - École européenne d'acupuncture* (1973)
86, rue de l'Université, 75007 Paris
Tél. : (1) 705-86-61

G.E.R.A. - Groupe d'études et de recherches en acupuncture (1975)
68, boulevard de Strasbourg, 83000 Toulon
Tél. : (94) 92-79-89

A.M.A. - Académie médicale d'acupuncture (1975)
4, avenue Marceau, 75008 Paris
Tél. : (1) 225-42-85

G.R.E.M.A. - Groupe de recherche et d'études médicales en acupuncture (1976)
2, square Raynouard, 75016 Paris
Tél. : (1) 288-19-61

A.F.E.R.A. - Association française d'étude et de recherche en acupuncture (1976)
4, rue de la Couronne, 30000 Nîmes

A.J.M.A. - Association des jeunes médecins acupuncteurs (1978)
18, avenue de l'Opéra, 75040 Paris Cedex 01

S.M.B. - Société médicale en biothérapie (1978)
51, avenue Victor-Hugo, 75016 Paris
Tél. : (1) 278-54-33

G.R.E.A.T. - Groupe de recherche et d'étude en application des thérapeutiques analogiques (1976)
3, rue de Barbieux, 59100 Roubaix
Tél. : (20) 73-10-33

I.I.A. - Institut international d'acupuncture (1978)
51, avenue Victor-Hugo, 75016 Paris
Tél. : (1) 278-54-33

G.E.R.M.A. - Groupe d'études et de recherches médicales en acupuncture (1980), fondé par l'auteur de ce livre
19-21, rue de Verdun, 92220 Bagneux
Tél. : (1) 663-48-25

Et depuis 1980

A.M.E.N.A.B. - Association médicale pour l'étude de la neuroacupuncture et de la biostimulation
163, rue Saint-Honoré, 75001 Paris
Tél. : (1) 266-30-37

C.E.D.A.T. - Centre d'étude pour le développement de l'acupuncture traditionnelle
27, boulevard d'Athènes, 13001 Marseille

C.L.A. - Centre lyonnais d'acupuncture
5, rue Henri-IV, 69002 Lyon

F.M.C. - Formation médicale continue des médecins acupuncteurs
60, boulevard Latour-Maubourg
75340 Paris Cedex 07

S.A.A. - Société d'acupuncture d'Aquitaine
50, rue Emile-Fourcand, 33000 Bordeaux
Tél. : (56) 44-89-09

S.A.S.T. - Société d'acupuncture et de stimulothérapie de Toulouse
10, place Mercadier, 31600 Muret

S.A.N.A. - Société antillaise d'acupuncture
26, rue Sadi-Carnot, 97100 Pointe-à-Pitre

S.A.M.A. - Société méditerranéenne d'acupuncture
63, rue Aublet, 13300 Salon-de-Provence

S.M.A.S. - Société médicale d'acupuncture et de stimulothérapie
37, avenue Galliéni, 93130 Noisy-le-Sec

S.M.A.S.A. - Société médicale d'acupuncture et de stimulothérapie auriculaire
54, boulevard Émile-Augier, 75016 Paris

A.M.O. - Association pour la médecine orientale
12, allée Louise-Labé, 75019 Paris
Tél. : (1) 607-52-79

A.M.A.B.F.C. - Association des médecins acupuncteurs de Bourgogne et de Franche-Comté
Hôtel municipal des sociétés
7, rue du Docteur-Chaussier, 21006 Dijon

Les A.A. - Ateliers d'acupuncture (travaux dirigés pratiques)
53 *bis*, quai des Grands-Augustins, 75006 Paris
Tél. : (1) 326-93-69

etc.

Pour les chirurgiens-dentistes

Syndicat des chirurgiens-dentistes acupuncteurs
3, avenue des Ternes, 75017 Paris
Tél. : (1) 380-83-18

S.F.O.S.A. - Société française des odonto-stomatologistes acupuncteurs (1975) avec les Collèges de Paris, du Sud-Est et du Centre
87 *bis*, avenue de Wagram, 75017 Paris
Tél. : (1) 763-58-58

A.N.O.S.A. - Association nouvelle odonto-stomatologique en acupuncture (1975)
1, rue Dagobert, 94130 Nogent-sur-Marne
Tél. : (1) 225-42-85

Pour les vétérinaires

A.V.A.F. - Association des vétérinaires acupuncteurs de France (1979)
3, rue Letellier, 75015 Paris
Tél. : (1) 579-85-87

Cette liste n'est pas limitative...

Table analytique

des maladies dont il est question dans cet ouvrage

(Sont marquées d'un * les quarante-trois maladies répertoriées par l'Organisation Mondiale de la Santé [O.M.S.] comme pouvant être traitées par l'acupuncture.)

A

B

C

I

J

L

M

N

O

P

R

Bibliographie

AUDIER : *Cours d'acupuncture (de M. Boyet)*, Éd. Maisonneuve.

ASSOCIATION FRANÇAISE D'ACUPUNCTURE : *Cours d'enseignement de l'Institut français d'Acupuncture.*

BECKER R. Traduct. du *Yi King*, Éd. Planète, 1970.

BERNARD : *La Thérapie diadynamique*, Éd. Physio, Arcueil.

BORSARELLO : *Aide-mémoire du praticien acupuncteur*, Maisonneuve, 1974.

BORSARELLO : *L'Acupuncture et l'Occident*, Fayard, 1974.

BORSARELLO : *Abrégé d'acupuncture*, Masson, 1979.

BOSSY : Trad. de la *Synthèse des travaux des symposia de Pékin*, Douin, 1979.

BOSSY S. et MAUREL J.-C. : *Acupuncture*, Masson, 1976.

BRELET-RUEFF C. : *Ces étonnantes techniques chinoises*, Retz, 1971.

CARTER M. : *Helping Yourself With Foot Reflexology*, Parker Publishing C°, N.Y., 1969.

CHAN P. : *Acupressing Manuel*, Guy Le Prat, 1974.

CHAMFRAULT A. : *Traité de médecine chinoise* (6 vol.), Éd. Coquelard, Angoulême, 1959.

CHINA NEW NEEDLING TREATMENT, Hong Kong, 1974.

CHOAIN J. : *La Voie rationnelle de médecine chinoise*, Éd. S.L.E.L., Lille, 1957.

DANIAUD : *Acupuncture actualisée*, Éd. Médecine pratique, 1975.

DARRAS : *Objectif acupuncture, traité d'acupuncture méd.* (2 vol.), 1979.

DARRAS : *L'Acupuncture, cette inconnue*, Hachette.

DE LA FUYE R. : *L'Acupuncture moderne pratique*, Le François, 1976.

DUMOULIN et BISSHOP : *L'Électrothérapie*, Maloine, 1971.

DURON, BORSARELLO, LAVILLE, MERY : *Bioénergétique et médecine chinoise* (2 vol.), Éd. Maisonneuve.

FAUBERT A. : *Initiation à l'acupuncture traditionnelle*, Éd. P. Belfond, 1974.

FAUBERT A. : *Traité didactique d'acupuncture traditionnelle*, Éd. Tredaniel, 1977.
GAURIER T. : *Kinésithérapie et tradition médicale chinoise*, 1976.
G.E.R.A., *Toulon*, Publications.
G.E.R.M.A., *Bagneux*, Publications.
GRANET M. : *La Pensée chinoise*, Albin Michel, 1974.
GROBGLAS A. et LÉVY J. : *Traité d'acupuncture auriculaire*, Éd. Publi Riat, 1975.
GUILLAUME, DE TYMOSKI et FURET : *L'Acupuncture*, P.U.F., 1975.
HIRSH R. : *L'Acupuncture raisonnée*, Maloine, 1976.
HUSSON : Traduc. du *Huang Di Meït Jing Su Wen*, Rééd. de Rev. *Méridien.*
LAVIER J. : *Histoire, doctrine et pratique de l'acupuncture chinoise*, Éd. Veyrier, 1974.
LAVIER J. : *Bioénergétique chinoise*, Maloine, 1976.
LAVIER J. : *Médecine chinoise, médecine totale*, Grasset, 1973.
LE BARBIER A. : *L'Acupuncture pratique*, Maisonneuve, 1975.
LE PRESTRE C. : *Les Lieux du corps*, Éd. Table Ronde, 1975.
LO CHI KWONG : *Nose and Foot Acupuncture*, Commercial Press, Hong Kong, 1976.
LORENZ K. : *Essai sur le comportement animal et humain*, Éd. du Seuil, 1970.
LOR (DE) : *Électrothérapie*, Bruxelles, 1960.
LUPASCO S. : *L'Énergie et la matière vivante*, Julliard, 1974.
MAROLLEAU J. : *La Galaxie Inn-Yang*, Éd. Dumas, 1975.
MASPERO H. : *Le Taoïsme et les religions chinoises*, Gallimard, 1971.
Méridien, rev. de l'A.S.M.A.F.
MUSSAT M. : *Les Réseaux acupuncture*, Le François, 1974.
MUSSAT M. : *Présentation du Sou-Nu-King*, Seghers, 1978.
N'GUYEN et HORVILLEUR : *Vous ne pouvez pas ignorer l'acupuncture*, Éd. Camugli, 1975.
NIBOYET J.E.H. : *Traitement des algies par acupuncture*, Maisonneuve, 1974.
NIBOYET J.E.H. : *L'Anesthésie par acupuncture*, Maisonneuve, 1973.
NIBOYER J.E.H. : *Traité d'acupuncture*, Maisonneuve, 1971.
NOGIER : *Traité d'auriculothérapie*, Maisonneuve.
OSTRANDERS et SCHROEDER L. : *Recherches parapsychiques en U.R.S.S.*, Laffont, 1973.
OUTLINE OF CHINESE ACUPUNCTURE, Pékin, 1975.
Principles And Practical Use Of Acupuncture Anesthesia, Medecine and Health Publishing, Hong Kong, 1974.

QUAGLIA SENTA A. : *Le Système sympathique en acupuncture chinoise*, Maisonneuve, 1976.

Revue Française d'Acupuncture, Rev. de l'A.F.A.

ROUSTAN C. : Trad. du *Traité d'acupuncture de Shanghai* (2 vol.), Masson, 1978.

RUBIN M. : *Manuel d'acupuncture*, Mercure de France, 1974.

RUYER R. : *La Gnose de Princeton*, Fayard, 1975.

SARLANDIÈRE (DE) : *L'Électropuncture*, 1825. Rééd. Source d'Or, 1973.

SCHATZ, LARRE, ROCHAT DE LA VALLÉE : *Structures de l'acupuncture traditionnelle*, 1979.

SCHATZ, LARRE, ROCHAT DE LA VALLÉE : *Les Énergies du corps*, 1979.

SOULIÉ DE MORANT : *L'Acupuncture chinoise*, 1957-1972, Maloine.

SOULIÉ DE MORANT : *Précis de vraie acupuncture chinoise*, Mercure de France, 1973.

TAKUSIRO-NAMIKOSHI : *Shiatsu*, Guy Le Prat, 1977.

TCHAO MING TE : *L'Acupuncture et la moxibustion*, 1967.

VAN GULIK : *La Vie sexuelle dans la Chine antique*, Gallimard, 1972.

VAN NGHI : *Pathogénie et pathologie énergétique en médecine chinoise*, Éd. Don Bosco, Marseille, 1971.

VAN NGHI : Traduct. du *Hoan Ti Neiking So Ouenn* (2 vol.), Éd. Socedim, Marseille, 1975.

WA CHOU TSE : *L'Acupuncture et l'amour*, Éd. Abexpress, 1976.

WA TARU GHASHI : *Le Livre du Shiatsu*, Éd. L'Étincelle, 1978.

WONG M. : *La Médecine chinoise par les plantes*, Éd. Tchou, 1976.

YUK, KO, IRWIN et WAGENVOORD J. : *L'Acupuncture sans aiguille*, Éd. Tchou, 1976.

Table des matières

A CHAQUE MÉRIDIEN
UNE ACTION THÉRAPEUTIQUE PRIVILÉGIÉE

LA BONNE FAÇON D'AGIR SUR L'ÉNERGIE TECHNIQUES D'EXAMENS ET DE TRAITEMENTS

L'EXAMEN DU MALADE

TECHNIQUES DE TRAITEMENTS

TRAITEMENTS PARTICULIERS

LES TRAITEMENTS ASSOCIÉS

LES AFFECTIONS TRAITÉES.
QUELQUES CONSEILS PRATIQUES

LES DOULEURS

SYSTÈME NERVEUX ET PSYCHISME

ORGANES DES SENS

VOIES DIGESTIVES

TROUBLES INTESTINAUX

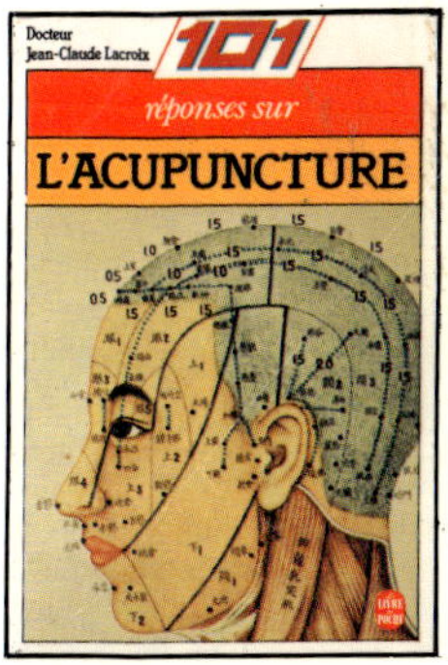

Ce livre ... le plus simple ... ouvra-
ges sur l'acupuncture destinés au
grand public ...
succès ... les ...
vieille médecine du monde.

L'ac... acupuncture n'est ...
gie, ni une série de pratiques em-
piriques. C'est la médecine de la vie, d'une vie qui n'est que résonance entre différentes énergies. Les points d'acupuncture sur le corps sont les lieux privilégiés de cette résonance. En agissant sur eux, on agit sur la vie, corrige ses dérèglements, traite la maladie...

Le docteur Jean-Claude Lacroix, à la double formation classique et spécialisée, médecin hospitalier et enseignant, fait en *101 Réponses* le point sur les principes et les applications de l'acupuncture.

Photo Cursun / Fotogram

BERNARD FLAGEUL

9 782253 033691

Dépôt légal Impr. 5795-5 Édit. 3976 3/1984